遺伝医療と倫理・法・社会

監修 福嶋義光
編集 玉井真理子
（信州大学医学部）

株式会社メディカルドゥ

刊行に寄せて

武部　啓

　遺伝医療は医学の新しい領域であり，これまでの医学・医療の概念に加えて倫理，法，社会などとの接点が極めて多くかつ大きい．また，本書の第3部に取り上げられている課題からも理解できるように，国際的な視点を重視しなければならない分野である．私は1992年から10年間，ヒトゲノム解析国際組織（HUGO）の国際倫理委員会で委員（後半の5年間は副委員長）を務めた経験から，日本において医療と社会の関係に遺伝という問題意識を導入することの必要性を痛感してきた．

　日本の医学・医療において，遺伝は重視されてきたとはとうてい言えない分野である．医学部，医科大学などで「遺伝」を標榜している講座や研究室は近年増えつつある．十数年前までは，医学部医学科の遺伝学講座は大阪大学，筑波大学，兵庫医科大学の3校に限られていたが，最新の医育機関名簿では研究所などを含めれば80校中30校以上に広義の遺伝・遺伝子関係の講座や部門が設置されている．これはかつて免疫学や老年医学などの講座が新設された，新しい医学への発展期が再来したかの印象であり，遺伝医学・医療がいよいよ定着しつつあることの現れといえよう．

　私が生命倫理に関わるようになったのは，20年以上前の京都大学医学部在任中に「医の倫理委員会」の委員に任命されたからである．当時は委員の資格などの規定もなく，一人ぐらい医学部出身でない（私は理学部卒）委員がいたほうがよいからと選ばれた．しばらくして倫理的な判断を求められる議題の多くに遺伝が関与していて，医師や研究者がどのように対処すべきか戸惑っていることを感じた．遺伝を専門とする委員が私だけであったため，私はしばしばMcKusickのカタログを持参して，まず疾患を説明してから倫理的な問題点の審議に入り，後に最高裁判事になられた奥田昌道法学部教授（当時）から，すごい字引のような本ですねと感心されたりした．審議の過程では，欧米の文献による症例と日本の

例では，それぞれの遺伝性疾患の頻度が異なったり，見かけ上の症状が一致しないなど，日本人（あるいはアジア人）の遺伝学についての検討が必要であったり，倫理観も欧米と日本では大きく異なることなどに毎回苦慮した．具体的には，世界保健機関（WHO）の指針と日本政府の3省指針は血縁者への告知で基本的に違っている．このような見地から，本書の計画には，日本人を対象とするとともに，日本の倫理観を西欧のそれと対比させるなどの，本格的な遺伝倫理の論議が初めて展開されることを高く評価したい．

　近年，遺伝子やDNAなどの言葉が世間に普及し，例えばこれまで社風や伝統などと表現されてきたのが「〇〇社の遺伝子」や「〇〇のDNA」などと書かれることが多く，本のタイトルだけでも数十冊になり，マンガやポルノ本まである．ところが「遺伝」という言葉は社会に全く広まっておらず，本のタイトルでも遺伝学の専門書以外には1冊もない．このことは遺伝医療と社会の関係を考えるうえで重視してほしい視点である．おそらく遺伝学の専門研究者以外のいわゆる学者であっても，「遺伝」には違和感があるのではないだろうか．本書がそのような大きなギャップを埋め，遺伝医療と社会の接点となって，遺伝を正しく理解していただく原点の役割を果たすことを期待したい．

目　次　遺伝医療と倫理・法・社会
監修：福嶋義光／編集：玉井真理子

刊行に寄せて …………………………………………………… 武部　啓　004

第1部　総論
1. 遺伝医療と社会 ……………………………………………… 福嶋義光　010
2. 遺伝医療と倫理 ……………………………………………… 霜田　求　020
   トピック1.　ワトソンとヒトゲノムELSI ………………… 玉井真理子　032

第2部　各論：遺伝医療の現場から
〈1〉遺伝医療の各領域から
1. 染色体異常 …………………………………………………… 古庄知己　036
2. 小児神経疾患 ………………………………………………… 和田敬仁　050
3. 遺伝性・家族性腫瘍と共に生きること …………………… 片井みゆき　060
4. 遺伝性神経難病 ……………………………………………… 中村昭則　071
5. 出生前診断 …………………………………………………… 金井　誠　080
6. 複数診療科にまたがる疾患 ……………………… 櫻井晃洋・古庄知己　089

〈2〉遺伝医療の各側面
1. 遺伝学的検査 ………………………………………………… 涌井敬子　098
2. 遺伝看護の実践 – クライエントに寄り添う ……………… 山下浩美　111
3. 遺伝子解析と倫理審査 ……………………………………… 小杉眞司　121
4. 遺伝医療とインターネットの活用 ………………………… 沼部博直　128
   トピック2.　遺伝子診断と生命保険 …………… 関島良樹・玉井真理子　136

第3部　各論：倫理的・法的・社会的問題の観点から
1. 神経疾患の発症前遺伝子診断 …………………… 吉田邦広・玉井真理子　142
2. 血縁者への遺伝情報開示 – 米国での裁判例から ………… 山本龍彦　150
3. イギリスにおける遺伝医療に関する社会的議論の啓発活動
   –ELSI関連活動団体の動向を中心に ……………………… 渡部麻衣子　165
4. ドイツにおける遺伝子診断の規制について ……………… 堂囿俊彦　177
   トピック3.　連邦遺伝子差別禁止法案 …………………… 吉田仁美　192

おわりに ………………………………………………………… 玉井真理子　195

資料：遺伝学的検査に関するガイドライン ……………………………… 198
索引 ……………………………………………………………………………… 214

■ 執筆者一覧 ■ (五十音順)

片井みゆき	信州大学医学部地域医療人育成センター　委嘱講師／信州大学医学部附属病院遺伝子診療部／加齢総合診療科・内分泌代謝内科	
金井　誠	信州大学医学部附属病院産科婦人科　講師／信州大学医学部附属病院遺伝子診療部	
古庄　知己	信州大学医学部社会予防医学講座遺伝医学分野　嘱託講師／信州大学医学部附属病院遺伝子診療部	
小杉　眞司	京都大学大学院医学研究科社会健康医学系専攻健康管理学講座医療倫理学分野　教授／京都大学医学部附属病院遺伝子診療部	
櫻井　晃洋	信州大学医学部社会予防医学講座遺伝医学分野　助教授／信州大学医学部附属病院遺伝子診療部	
霜田　求	大阪大学大学院医学系研究科予防環境医学専攻社会環境医学講座医の倫理学分野　助教授	
関島　良樹	信州大学医学部附属病院遺伝子診療部／信州大学医学部附属病院脳神経内科，リウマチ・膠原病内科　助教授	
武部　啓	京都大学医学部　名誉教授／近畿大学大学院遺伝カウンセラー養成課程客員教授	
玉井真理子	信州大学医学部保健学科　助教授／信州大学医学部附属病院遺伝子診療部	
堂囿　俊彦	東京大学大学院医学系研究科生命・医療倫理人材養成ユニット　特任助手	
中村　昭則	国立精神・神経センター神経研究所遺伝子疾患治療研究部細胞治療研究室　室長	
沼部　博直	京都大学大学院医学研究科社会健康医学系専攻健康管理学講座医療倫理学分野　助教授／京都大学医学部附属病院遺伝子診療部	
福嶋　義光	信州大学医学部社会予防医学講座遺伝医学分野　教授／信州大学医学部附属病院遺伝子診療部　部長	
山下　浩美	信州大学医学部附属病院遺伝子診療部　専属看護師／信州大学医学部附属病院看護部　副看護師長	
山本　龍彦	桐蔭横浜大学法学部法律学科　専任講師	
吉田　邦広	信州大学医学部附属病院脳神経内科，リウマチ・膠原病内科　助教授／信州大学医学部附属病院遺伝子診療部	
吉田　仁美	関東学院大学法学部法律学科　助教授	
涌井　敬子	信州大学医学部社会予防医学講座遺伝医学分野　嘱託講師／信州大学医学部附属病院遺伝子診療部	
和田　敬仁	信州大学医学部社会予防医学講座遺伝医学分野　嘱託講師／信州大学医学部附属病院遺伝子診療部	
渡部麻衣子	Department of Sociology, The University of Warwick／北里大学大学院医療系研究科臨床遺伝医学教室　特別研究員	

第1部

総論

第1部　総論

1. 遺伝医療と社会

福嶋　義光

　ヒトゲノム解析研究の進展により，遺伝情報は急速に日々の診療の場で利用されるようになってきている。疾病の予知・予防および個別化医療の基礎となる遺伝情報の有用性は極めて高いが，一方では，①個人に関する遺伝的易罹病性を予見しうること，②世代を超えて，子孫を含めた家族・集団に対して重大な影響を与えうること，③試料収集の時点では必ずしも明らかにはされていない情報を含みうること，④個人または集団に対する文化的な重要性を有しうること（UNESCO：ヒト遺伝情報に関する国際宣言，2003年）など通常の医療情報とは異なる側面があるため，慎重な取り扱いが求められている。

はじめに

　遺伝医療とは，決して遺伝病患者のための医療だけを意味しているのではない。遺伝学の知識が役立てられるすべての医療と理解すべきである。確かに，従来の遺伝学は主にまれで重篤な単一遺伝子疾患や染色体異常を対象に研究が行われ，医療としての役割も診断および情報提供が中心で，治療・治癒に結びつけることができるものは限られていた。また，その恩恵を被ることのできる人々も，多く見積もっても全人口の数％に過ぎず，医学・医療全体からみると大きな分野とは考えられてこなかった。

　しかし，1990年代からのヒトゲノム解析研究および遺伝医学研究の急速な進展により，ほぼすべての疾患の発症に遺伝子が関係していることが明らかにされつつあり，遺伝医療の概念も大幅な変更をせまられている。すなわち，遺伝医

キーワード

遺伝，遺伝病，遺伝学，生殖細胞系列変異，体細胞変異，遺伝子至上主義，
多因子疾患のリスク判定，遺伝学的検査の有用性，ガイドライン，遺伝カウンセリング，
臨床遺伝専門医，認定遺伝カウンセラー，全国遺伝子医療部門連絡会議

療の対象はまれな疾患の患者だけではなく，ほぼすべての疾患，すべての患者・家族，したがって社会を構成するすべての人々が関与しうる医療分野となったのである．

このような状況下，遺伝医療，特にわが国の遺伝医療には解決すべき課題が山積している．本稿では，わが国の遺伝医療が直面している課題と，それに対応するための様々な取り組みについて述べてみたい．

Ⅰ．わかりにくい遺伝・遺伝学の概念

1. 遺伝と遺伝病

遺伝とは親から子へその体質を伝える仕組みであり，その担い手が遺伝子で，生命の設計図にあたる．遺伝病というと，遺伝する病気で，両親が正常であれば遺伝病の子は生まれない，あるいは自分は健康なので遺伝病とは関係がないと思っている方が多い．しかし，遺伝病とは遺伝する病気という意味ではなく，染色体や遺伝子など遺伝要因が発症に関係している病気である．正常な両親からも遺伝病の子どもが生まれる可能性があり，現在は健康な人でも将来，遺伝病を発症する可能性がある．遺伝病は対岸の火事ではなく，誰にとっても身近な問題であり，人類はみな遺伝上の問題を抱えているといえるのだが，わが国では遺伝教育が十分になされていないこともあり，この点についての社会的認知度は極めて低い．

2. 遺伝学のイメージ

遺伝学は生物の種間の差異，種内集団間の差異，および個体間の差異を研究する多様性の科学であり，これらの差異を規定しているのは主として遺伝子であることから，遺伝子そのものや遺伝子発現，あるいは遺伝形質などを研究するのが遺伝学であると考えられている．しかし，遺伝学のイメージとしては，まれな遺伝病など特定の家系で世代を超えて伝わる形質を研究する遺伝学，細胞生物学や分子生物学の基礎科学としての遺伝学，あるいは新しい産業を生み出すバイオテクノロジーとしての遺伝学など様々であり，遺伝学の幅広い分野の全体像を理解することは容易なことではない．

3. 生殖細胞系列変異と体細胞変異

近年様々な遺伝子解析技術が開発され，種々の遺伝子・DNA などを用いた検査が可能となっているが，生殖細胞系列変異を明らかにする検査と体細胞変異を明らかにする検査とでは，遺伝カウンセリングの必要性や倫理的課題などが全く

異なる。

　生殖細胞系列変異とは，その個体が形成されるもととなった精子あるいは卵子（生殖細胞）の段階ですでにその変異が存在している，すなわち受精卵の段階で存在している遺伝子変異のことであり，その個体のもつ細胞すべてに共通して存在している。この変異は生涯変化することがなく，また血縁者とも共有している可能性がある。一方，体細胞変異とは，体の細胞のごく一部の細胞だけに後天的に生じた変異である。癌細胞にみられる変異がその代表である。変異をもつ細胞（癌細胞など）以外の細胞にはこの変異は存在せず，次世代に受け継がれることも，血縁者が共有しているということもない。

　ほぼ同じ技術を用いて行われる検査であっても，生殖細胞系列変異を明らかにする検査と体細胞変異を明らかにする検査との違いを明確に認識して行う必要がある。

II. 遺伝情報を適切に扱うための留意点

1. 遺伝要因と環境要因

　「小泉内閣の遺伝子」「ホンダのDNA」など，遺伝子やDNAは変化せず，代々伝わっていくものというイメージで世の中に浸透している。ここで気をつけなければならないのは，遺伝子がすべてを決めているという遺伝子至上主義である。遺伝子が決められたからといって，そのことが即，発病というわけではない。遺伝子型と発病との間には，他の遺伝子との相互作用や環境要因の影響など複雑な要因が関与していることを理解する必要がある。フェニールケトン尿症を例に考えてみたい。遺伝子の変異によりフェニールアラニン水酸化酵素が欠損している赤ちゃんは，通常のミルクを飲むと，高フェニールアラニン血症となり，知的障害を引き起こす。これは生まれつきの遺伝子型に，通常のミルクを飲むという環境要因が重なり，発病（知的障害）に至ったと考えられる。現在，わが国で行われている新生児スクリーニング検査で，生後数日以内にフェニールケトン尿症であることがわかると，通常のミルクではなく，低フェニールアラニンミルクを飲ませ，高フェニールアラニン血症を防ぐことにより，発病（知的障害）を予防することができる。生まれつきの遺伝子型を変えることはできないが，その情報を適切に利用することにより，環境要因を変化させ，発病を防ぐことができる例である。遺伝医療の基本的な考え方は遺伝子を変化させることではなく，疾病の予防，健康増進のために遺伝情報を適切に利用することである。

2. 多因子疾患のリスク判定

　現在，高血圧，糖尿病，心筋梗塞，アルツハイマー病，アレルギー疾患，骨粗鬆症などの多因子疾患の遺伝要因の解明に関する研究が進められている。その研究の中には，その疾患の発症に関連すると考えられる遺伝子の遺伝子多型（SNPs）頻度を患者群と健常群でみて，それぞれの遺伝子多型ごとの発症リスクを明らかにするものがある。この研究で，発症リスクが高くなる遺伝子多型を明らかにすることができれば，その疾患の病態解明につながり，ひいては新しい治療法・予防法の開発も期待でき，新しい医学の創造にもつながるので，このような研究を推進することにはたいへん大きな意義がある。しかし，この発症リスクの情報がすぐに医療の場で役立つものであるかについては，慎重に検討する必要がある。

　アポリポタンパクの遺伝子多型とアルツハイマー病の発症リスクを例に考えてみよう。アポリポタンパクには，apo E2，apo E3，apo E4 の 3 型がある。現在わかっていることは，健常者集団では apo E4 をもつ人の頻度はおよそ 10％であるが，アルツハイマー病患者集団では apo E4 をもつ人の頻度は約 40％である。したがって，apo E4 をもっている人はアルツハイマー病の発症に関して，高リスクであるといえる。それでは，現在，健康な人がアポリポタンパクの遺伝子多型の検査を行い，apo E4 をもっていることがわかった場合，この人がアルツハイマー病に罹患する可能性はどの程度なのだろうか。一般集団のアルツハイマー病の生涯罹患率を 3％と仮定し，10000 人の集団を考えてみよう。10000 人の集団のうち，アルツハイマー病になるのは 3％なので，患者は 300 人いることになる。そのうち，apo E4 陽性者は 40％なので，患者で apo E4 陽性の人は 120 人いるということになる。一方，アルツハイマー病にならない人は，10000 − 300 = 9700 人いることになり，その 10％が apo E4 陽性なので，健常者で apo E4 陽性の人は 970 人いることになる。これらをまとめると，この 10000 人の集団には apo E4 陽性者が 120 + 970 = 1090 人いて，そのうち発症するのは 120 人だけということになり，apo E4 陽性者が発症する可能性は 120／1090 = 約 11％ということになる。一般頻度が 3％であることに比べると，確かに発症リスクは高くなるが，apo E4 が陽性であっても，9 割近くの人はアルツハイマー病を発症しないのである。apo E4 陽性者のための予防薬や治療薬が開発されてくれば，アポリポタンパクの遺伝子多型検査は医学的に意味をもつが，対処する方法がない現状では，この検査に医学的メリットはない。あくまでもアルツハイマー病の発症機序解明のために明らかにされた研究成果の 1 つにすぎず，遺伝子診断として医

療に直接役立てられるものではない。本人の健康管理に役立たないだけではなく，本人をただ不安に陥れることにもなりかねない。また正確な遺伝についての知識が普及していない現在の社会においては，「なりやすい」という情報が漏洩された場合には，入学試験，就職，結婚などに際し，不利益となる危険性を含んでいる。生涯変化しない遺伝子情報は偏見・差別と表裏一体であり，その扱い方には十分な注意が必要である。遺伝子差別のない社会にするためには，初等教育において遺伝学教育を適切に行う必要がある。

3. 遺伝学的検査の有用性の評価

現在様々な遺伝学的検査が臨床の場に導入されつつあるが，そのためには，個々の遺伝学的検査の有用性を ACCE の観点，すなわち① analytical validity（分析的妥当性），② clinical validity（臨床的妥当性），③ clinical utility（臨床的有用性），④ ethical legal social implications（倫理的・法的・社会的問題の解決）の 4 つの側面から評価する必要があるとされている。

分析的妥当性とは，検査法が確立しているかどうか，安定した結果が得られるか，精度管理がきちんと行われているかなど検査施設ごとに評価されるべきものである。

臨床的妥当性とは，検査結果の意味づけが十分になされているか，すなわち，感度，特異度，陽性的中率などのデータがそろっているかどうかである。感度とは患者の中で検査結果が陽性と判定される者の割合，特異度とは非罹患者の中で検査結果が陰性と判定される者の割合，陽性的中率とは検査結果が陽性と判定された者のうち本当に患者である者の割合である。現状では，多因子疾患の感受性検査で臨床的妥当性が確立しているものはほとんど存在していないことを十分認識しておく必要がある。

臨床的有用性とは，検査の対象となっている疾患の予防法や治療法があるかどうかである。当然，治療法・予防法のある疾患の発症前検査はその検査結果によって，よりよい医療の提供が可能となるので，その遺伝学的検査の有用性は高い。

倫理的・法的・社会的問題の解決とは，遺伝学的検査の結果が遺伝的差別の対象になるかどうかである。遺伝学的検査の結果，よりよい医療の提供が可能となる場合であっても，個人の医療情報の守秘が十分ではない医療体制で，遺伝学的検査が漏洩され，そのことにより，その個人が職を失ったり，保険を解約されたりするような社会環境においては，遺伝学的検査は意味をもたない。遺伝子差別を引き起こさないような社会を構築しておく必要がある。

Ⅲ. 遺伝医療に関連するわが国の取り組み

1. 遺伝医療に関連するガイドラインの整備

　従来，わが国では遺伝情報の取り扱いについての指針として，研究を行う際には遺伝カウンセリングの提供を考慮すべきであることが，3省（文部科学省，厚生労働省，経済産業省）の「ヒトゲノム・遺伝子解析研究に関する倫理指針（2001年）」[※1]に記載されていたが，診療においてどのように遺伝情報を用いるべきかについての指針は，遺伝医学関連10学会の「遺伝学的検査に関するガイドライン（2003年）」[※2]があるのみで，国としての方針は示されていなかった。しかし，厚生労働省では2004年12月24日に告示した「医療・介護関係事業者における個人情報の適切な取扱いのためのガイドライン」[※3]の中に，「遺伝情報を診療に活用する場合の取扱い」の項目（下記参照）を設けるとともに，診療における遺伝学的検査については，遺伝医学関連10学会が作成した「遺伝学的検査に関するガイドライン」（2003年8月公表）などを参考とすべきであることを記載し，わが国の遺伝情報の扱い方についての方針が定まった。

「医療・介護関係事業者における個人情報の適切な取扱いのためのガイドライン」
（厚生労働省 平成16年12月24日告示）

10. 遺伝情報を診療に活用する場合の取扱い

　遺伝学的検査等により得られた遺伝情報については，遺伝子・染色体の変化に基づく本人の体質，疾病の発症等に関する情報が含まれるほか，生涯変化しない情報であること，またその血縁者に関わる情報でもあることから，これが漏えいした場合には，本人及び血縁者が被る被害及び苦痛は大きなものとなるおそれがある。したがって，検査結果及び血液等の試料の取扱いについては，UNESCO国際宣言，医学研究分野の関連指針及び関連団体等が定めるガイドラインを参考とし，特に留意する必要がある。

　また，検査の実施に同意している場合においても，その検査結果が示す意味を正確に理解することが困難であったり，疾病の将来予測性に対してどのように対処すればよいかなど，本人及び家族等が大きな不安を持つ場合が多い。したがって，医療機関等が，遺伝学的検査を行う場合には，臨床遺伝学の専門的知識を持ち，本人及び家族等の心理社会的支援を行うことができる者により，遺伝カウンセリングを実施する必要がある。

2. 遺伝医療に関連した人材育成

　遺伝医療の実践において欠かすことができないのは遺伝カウンセリングである。遺伝カウンセリングとは，遺伝性疾患の患者・家族またはその可能性のある人（クライエント）に対して，生活設計上の選択を自らの意思で決定し行動できるよう臨床遺伝学的診断を行い，遺伝医学的判断に基づき遺伝予後などの適切な情報を提供し，支援する医療行為である。遺伝カウンセリングにおいてはクライエントと遺伝カウンセリング担当者との良好な信頼関係に基づき，様々なコミュニケーションが行われ，この過程で心理的・精神的援助がなされる。わが国では，発端者の診断・治療にあたっている主治医が様々な遺伝に関する情報提供を患者・家族に行っていると考えられるが，遺伝医療で最も重要な遺伝カウンセリングは，単なる情報提供だけではなく心理的・精神的・社会的サポートを行うことである。遺伝カウンセリングを行おうとする医師は，専門分野だけの知識ではなく幅広い遺伝医学の知識を身につけ，遺伝情報の特殊性と倫理的問題を理解し，心理的・精神的・社会的サポートが可能となるような診療体制を構築したうえで遺伝カウンセリングを行う必要がある。遺伝カウンセリングに関連する2つの研修プログラムを紹介する。

(1) 臨床遺伝専門医制度 〈http://jshg.jp〉

　日本人類遺伝学会では適切な遺伝医療を担う人材を育成するために，1991年に臨床遺伝学認定医制度を発足させ，2002年からは日本遺伝カウンセリング学会の協力を得て，この認定医制度を臨床遺伝専門医制度（事務局：東北大学大学院医学系研究科遺伝病学分野）としてレベルアップさせている。2005年度までに認定した臨床遺伝専門医は599名にのぼる。

　臨床遺伝専門医はすべての診療科からのコンサルテーションに応じ，適切な遺伝医療を実行するとともに，各医療機関において発生することが予想される遺伝・遺伝子に関係した問題の解決を担う医師であり，①遺伝医学についての広範な専門知識をもっている，②遺伝医療関連分野のある特定領域について，専門的検査・診断・治療を行うことができる，③遺伝カウンセリングを行うことができる，④遺伝学的検査について十分な知識と経験を有している，⑤遺伝医学研究の十分な業績を有しており，遺伝医学教育を行うことができる，などの能力を有する医師であり，3年間の研修の後に筆記試験と面接試験を行って認定する。

(2) 認定遺伝カウンセラー制度 〈http://plaza.umin.ac.jp/~GC/〉

　わが国には，その必要性は叫ばれてはいるものの，「遺伝カウンセラー」とい

う医療職はいまだ存在しない。ヒトゲノム解析研究の進展とともに遺伝・遺伝子情報を適切に医療の場で利用しなければならない機会が増え，遺伝カウンセリングの必要性は広く認識されはじめているが，遺伝カウンセリングは誰がどのように行うべきなのかについては定まっていない。そのような状況下で，厚生労働省科学研究費補助金「遺伝子医療の基盤整備に関する研究」班（班長：古山順一）では，「認定遺伝カウンセラーの養成と資格認定に関する研究」を分担研究課題（責任者：千代豪昭）として，わが国における非医師の遺伝カウンセラーの養成と資格認定について検討を重ね，到達目標（知識レベル，技術レベル，態度レベル）と，標準教育カリキュラム（学ぶべき科目とその単位数）を定め，2005年度に認定遺伝カウンセラー制度を開始した。2005年度に第1回目の認定試験を行い，わが国初の認定遺伝カウンセラー5名が誕生した。認定遺伝カウンセラーは臨床遺伝専門医と連携しながら質の高い臨床遺伝医療を提供し，遺伝に関する問題に悩むクライエントを援助するとともに，その権利を守る専門家であり，その養成は原則として大学院修士課程で行うこととしている。すでに，この制度の教育カリキュラムに則った認定遺伝カウンセラーの養成を目的とした修士コースが2003年度からは信州大学医学部と北里大学医学部で，2004年度からはお茶の水女子大学で，また2005年以降には，千葉大学，川崎医療福祉大学，京都大学，および近畿大学で開設されている。

3. 全国遺伝子医療部門連絡会議

Ⅲ-1の項で述べた各種ガイドラインの影響もあり，すでに大学病院を中心とする特定機能病院ではほとんどに遺伝子医療部門が設立されていることが厚生労働科研「遺伝子医療の基盤整備に関する研究班」の調査で明らかにされ，2003年から全国遺伝子医療部門連絡会議が行われている。第1回（2003年）には52，第2回（2004年）には81，第3回（2005年）には97の大学病院・国立医療機関などから代表者が集い，遺伝子医療の実践に関連して，遺伝カウンセリングの位置づけ，組織作り，担当者，診療費，診療録の問題など，各施設間の情報交換，意見交換を行い，わが国の遺伝医療のあり方について検討している（連絡会議の詳細な報告書が信州大学医学部附属病院遺伝子診療部のホームページ〈http://genetopia.md.shinshu-u.ac.jp/genetopia/index.htm〉に掲載されているので，是非ご参照いただきたい）。

おわりに

　遺伝医療が社会に受け入れられ，真に役立つものとするためには，遺伝情報を適切に扱うことのできる人材の養成，必要な場合には遺伝カウンセリングを行うことのできる医療体制の整備，遺伝学的検査体制の整備，そして何よりも，遺伝・遺伝子に関する差別・偏見のない社会の構築など，なすべきことは多い。幸いなことに人材養成としては，医師を対象とした臨床遺伝専門医制度や非医師を対象とした認定遺伝カウンセラー制度がスタートしており，また遺伝医療体制の整備としては，全国の大学病院を中心に遺伝子診療部などの遺伝子医療部門が立ち上がってきている。ようやく，わが国においても医療の場において適切に遺伝情報を扱うための基盤整備が整えられはじめたということができる。本書が適切な遺伝医療の実践のために多くの人々に利用されることを祈りたい。

❖ 注釈 ❖

1. 文部科学省，厚生労働省，経済産業省「ヒトゲノム・遺伝子解析研究に関する倫理指針」（2004年12月28日告示）
   http://www.mext.go.jp/a_menu/shinkou/seimei/main.htm
2. 遺伝医学関連10学会合同（日本人類遺伝学会，日本遺伝子診療学会，日本遺伝カウンセリング学会，日本先天異常学会，日本先天代謝異常学会，日本小児遺伝学会，日本産科婦人科学会，日本マススクリーニング学会，日本臨床検査医学会，家族性腫瘍研究会）「遺伝学的検査に関するガイドライン」
   http://jshg.jp を開き，「参考資料」へ
3. 厚生労働省「医療・介護関係事業者における個人情報の適切な取扱いのためのガイドライン」（2004年12月24日告示）
   http://www.mhlw.go.jp/shingi/2004/12/s1224-11.html

福嶋　義光

1977年	北海道大学医学部卒業
	北海道大学医学部小児科学教室入局
1981年	神奈川県立こども医療センター遺伝科医員
1985年	埼玉県立小児医療センター遺伝科医長
1986年	米国ニューヨーク州立ロズウェルパーク記念研究所人類遺伝部留学（ヒト遺伝子マッピングの研究）
1988年	埼玉県立小児医療センター遺伝科医長に復職
1995年	信州大学医学部衛生学講座教授
2000年	信州大学医学部附属病院遺伝子診療部長（兼任）
2002年	信州大学医学部社会予防医学講座遺伝医学分野（講座名変更）教授

第1部　総論

2. 遺伝医療と倫理

霜田　求

> 遺伝医療の倫理問題として挙げられるのは，まずクライエントの自律および諸権利（自己決定権・選択権，幸福追求権，知る権利／知らないでいる権利，プライバシー権）の尊重，受容・共感と非指示性の原則，差別・優生学との関連といった一般的な倫理規範に関わることである．本稿では，これらについてそれぞれ論点整理をしたうえで，来談理由に応じた具体的なケースを設定し，各ケースに内包される倫理的問いを様々な角度から検討した．特に注意すべき論点として提示したのは，個々の選択・決定の倫理的・社会的文脈を見据えることの重要性である．

はじめに

　遺伝医療には，細胞・組織のDNA解析から公衆衛生上の遺伝学的介入に至るまで，数多くの問題領域が含まれるが，本稿では，個人が「遺伝」ないし「遺伝子」をめぐる何らかの問題を抱えて医療現場を訪れるという場面に定位して，その主な倫理問題を整理し，検討する．その際，遺伝性疾患を対象とする一連の医療行為，すなわち遺伝学的検査とそれに基づく遺伝学的診断，そしてそれらと不可分なものとしてのコミュニケーションプロセスである遺伝カウンセリングを包括的な枠組みとして設定し，考察を試みる．
　そこで問われる「倫理」は，生命倫理・医療倫理の基本諸原則（自律尊重，無危害，善行，正義）をベースとしつつも，必ずしもこれら諸原則が当てはまらない（例外的対処を要する）事例を対象とする．特に，遺伝カウンセリングを訪れる当事者（クライエント）の自律および自己決定権・選択権は，通常の医療

キーワード
倫理，自律，差別，知る権利，知らないでいる権利，プライバシー，非指示性，優生学（優生思想），幸福追求権，選択の自由

におけるよりも様々な制約を受ける。その理由は，そこで扱われる遺伝学的情報が，先祖から子孫へ代々受け継がれる，血縁者の間で一部共有される，人の一生において終生不変であるといった特徴によるところが大きい。つまり，個人の遺伝学的情報はその人が何らかの疾患を発症する可能性を示すものであるがゆえに，その情報に基づく差別的処遇（就学，雇用・昇進，結婚，保険加入など）への懸念が不可避であること，また情報の意味の解明が進むにつれて人為的な介入（選別ないし改変）の可能性が増大すること，そうしたことを「個人の自由」として無制限に認めることには問題があると見なされる。

そこで，まず遺伝医療において遵守することが要求される基本的な倫理規範と問題点を確認し，それを踏まえて，実際の臨床における症例をモデル事例として段階別に整理し，そこで浮かび上がってくる倫理問題を提起しつつ，その検討を行う。

I. 遺伝医療の基本的な倫理規範と問題点

1. 自律の尊重およびクライエントの諸権利

遺伝学的検査を受けたいという希望をもって遺伝子診療に訪れる人には，そもそもそこに行くかどうかを決める自由ないし権利がある。そして，疾患に関わる説明を受けた後に，例えば確立した治療法がないといった理由で検査を受けないことも，その人の自由意思により認められる。あるいは，いったん検査を受けると決めたとしても思い直してやめることもできる。また，検査を受けた場合にはその結果やそれに基づく診断を聞くかどうかを決める権利，すなわち「知る権利」とともに「知らないでいる権利」も認められなければならない。

しかしながら，検査の対象となっている遺伝性疾患が子どもにも受け継がれることを理由に，生命の誕生への何らかの介入的処置を行うこと，具体的にはその遺伝素因のある人が結婚をしないこと，妊娠しないこと，着床前（胚）や出生前（胎児）の段階で子の選別をすることも，当事者の自由な選択に委ねられるべきかどうかについては，意見が分かれるだろう。さらには，検査の結果が，治療法のない重篤な疾患に将来発症するかもしれないことや，そうした疾患の保因者かもしれないことを示すものである場合，その情報を血縁者を含む第三者には伝えたくないというのもその人の選択に委ねられるのだろうか。これについても論争が続いている。

2. プライバシー（秘密保持）権と守秘義務

　前項の最後に挙げた点は，クライエントのプライバシー権と医療者側の守秘義務の相克として，しばしば問題とされる。原則としては，検査結果の第三者への開示については，クライエント（被検者）の意思を尊重しなければならないし，得られた個人に関する遺伝学的情報は医療者側に対して守秘義務の対象になり，クライエント本人の承諾がないかぎり，血縁者を含む第三者に開示することは許されない。

　しかしながら，遺伝学的情報が血縁者間で一部共有されているので，得られた個人の遺伝学的情報は血縁者のために有用な場合がある。例えば，一定の遺伝素因が確認されている癌の発症の可能性を示す情報は，早期診断による治療につながったり，食事など生活習慣の改善によって予防しようという意識を喚起するかもしれないし，治療法のない難病の場合でも，その情報を踏まえて人生設計する（遺された家族のために対策を講じるなど）ことができるかもしれない。特に血縁者にとって重大な利益が見込まれる前者の場合，積極的に血縁者への開示を行うようにクライエントの理解を得るべく，医療者側は説明および説得に努力しなければならないとされる。

3. 受容的態度・共感的理解と非指示性の規範

　遺伝カウンセリングを行う医療者側（現在の日本では主として臨床遺伝専門医）は，クライエントとその家族にとって必要と思われる医学的情報（疾患の家族歴，本人の病歴，疾患発症における遺伝要因の比重，保因者である可能性，子どもに受け継がれるリスク，遺伝学的検査の適応・費用・予測される結果など）を提示し，その経済状態や家族関係を考慮しつつ，意向を確認しながら具体的な方針を決めていく。その際，クライエントの抱えている苦しみや不安に慎重に配慮しながら，それらを可能なかぎり受容しかつ共感する姿勢を取りつつ，自律的な意思決定への支援を行うことが求められる。

　また，それは同時に，偏りのない十分な情報提供を心がけること，医療者側が考える（あるいは社会の支配的な）特定の価値観・選択肢を押しつけないこと，という「非指示性」の規範と不可分である。しかしそれは，決して「情報提供するだけの医療者側」と「決定するクライエント」という単純な役割分担を意味するものではない。むしろそれは，クライエントの自律的決定への支援のために必要な情報を提供しつつ，協同して決定へと向かう意思決定のプロセスとして理解されている。

4. 検査拒否の可能性

クライエントの自律の尊重や非指示性の規範からすると，その申し出を断るのは，よほどのことでないかぎり正当化されえないはずである。ところが，必ずしも遺伝カウンセリングという形を取っていないものの，着床前診断や出生前診断を求めるクライエントに対して，そこで問題になっている疾患や障害の内容によっては，医療者側が検査をしないという実態も報告されている。これは，日本産科婦人科学会にみられる慎重な姿勢が影響していると推察されるが，遺伝医学関連学会による「遺伝学的検査に関するガイドライン」(2003年)において，「担当医師が，倫理的・社会的規範に照らして検査が妥当でないと判断した場合，もしくは自己の確固たる信条として検査の実施に同意できない場合」には検査拒否が可能である（ただし，その時は他の医療機関を紹介することが求められる）とされていることも無関係ではないだろう。もちろん，この「倫理的・社会的規範」や「自己の確固たる信条」の内実が問われることは言うまでもない。

5. 差別的処遇の可能性への配慮

医療者側は，クライエントやその血縁者が遺伝学的情報を理由とした差別を受けることのないように配慮することが求められている。これはクライエントのプライバシー権に由来するものであり，具体的には就学，雇用・昇進，結婚，保険加入などにおいて，何らかの遺伝性疾患の発症の可能性や易罹患性あるいは保因者であることを示す情報が差別的な処遇に利用されるおそれがある場合，その開示には慎重でなければならないということである。

もちろん医療者側は，「差別を受ける可能性のあること」についてクライエントとその血縁者に説明をして注意を促すことはできても，実際に差別行為と思われることが確認された時に，それをやめさせたり追及するといったことまではできないし，また求められているわけでもない。しかしながら，遺伝学的情報を理由とした差別的処遇が社会の中で実際に行われうることに対して，「そういうこともありますので注意が必要です」と言うのは，「本来そのようなことはあってはならないが，現実は厳しい」と言っていることに等しく，差別の追認にもなりかねない。そのような状況に警鐘を鳴らすのも，遺伝医療に従事する専門職の社会的責任と見なすことができる。

6. 障害者差別や優生学との関連

遺伝医学に対しては，従来から「障害者への差別を助長するのではないか」「優生思想を強化するのではないか」といった批判が提示されてきた。それは，遺伝

性疾患やそれに伴う障害といった特定の「質」をもつ生命への介入が企てられたり実行される時、そうした「質」に関わりを有する人々（患者・家族、障害者や家族グループまたは支援グループ）による異議申し立てという形を取る場合が多い。

もちろん医療者側から、クライエント自身の遺伝学的検査によって、ある遺伝性疾患のリスクが高いことが判明した時、（クライエントが独身である場合に）「結婚しても妊娠は控えたほうがいいですよ」であるとか、（妊娠中の場合に）「育てるのはたいへんなので中絶をお勧めします」などと発言することは許されない。しかし、そうした選択（妊娠の差し控えや選択的中絶）が、クライエント自身の「自発的選択」として行われる場合はどうだろうか。一方では、それは個人の「生殖に関わる自由・権利」として認められるべきであり、第三者が「差別につながる」「優生思想を助長する」などと口を差し挟むのは自由・権利への侵害だと主張される。他方では、このように個々の現場で個人の自発的な選択に基づいて行われる営みであっても、「正常／異常」「健常／障害」「優良／劣悪」といった価値尺度に依拠するものであるかぎり、政策として集団レベルで行われた旧来の優生学とは異なるものの、新しいタイプの優生学（それは同時に差別を含意する）と見なしうるという考えもあり、両者の間での論争が続いている。

以下では、それぞれ遺伝医療に関わる問題を抱えて医療機関を訪れる人達（クライエントおよびその家族）が、必要な情報を与えられ、様々な対話を重ねつつ、考えをめぐらせたうえで何らかの決定を下す、臨床現場で遂行されるこのようなプロセスの発端となるモデルケースを6つのケースとして提示し、それぞれに関連する文脈に定位しながら検討してみたい。

II. 各段階別のモデルケースに即した倫理問題とその検討

1. クライエントの不安への配慮 ―結婚前

〈ケース1〉20代後半の女性。原因不明の流産を繰り返し子どもに恵まれなかった女性が血縁者に数名いることから、自分も遺伝的にそれと同じものを受け継いでいるのではないかと不安に思っている。現在婚約中で、子どもができないのではないかと心配し、自らの遺伝学的検査を望んでいる。もし自分が陽性である場合、婚約相手は跡継ぎを強く望んでいるため、そのことを理由に破談になる（あるいは自分から身を引く）かもしれないし、万一そのことが漏れてしまうと今後も結婚が難しくなるので、検査を受けること自体

> 秘密にしておきたい，と申し出た。

　習慣流産が疑われる本ケースのクライエントに対して，あるカウンセリング担当者は「クライエントのこうした苦悩はやむをえないし十分共感できるので，検査をして不安をなくしてあげたい。もし何らかの遺伝素因が見つかった場合はつらい目に遭うかもしれないが，本人の意思の尊重という観点から，検査の実施と秘密保持に努めるのが適当だ」と考える。しかし別の担当者は，「クライエントの苦しみや不安は理解できるが，生命の選別という問題は無視できないし，差別や偏見と結びつく可能性も考慮せざるをえず，検査施行は慎重であるべきだ」と判断するかもしれない。

　クライエントがその「自律的決定」の前提として抱いている苦しみや不安は，単に当事者の「心理的事実」であるにとどまらず，その倫理的・社会的な文脈の中で理解されなければならない。日本の文化・慣習に色濃く残存する「遺伝」への特殊な感覚を示すものとして，「家柄」「血筋」「家系」といった観念群がある。婚姻における「どこの馬の骨ともしれない者」などといった表現には，「自分達の〈家〉におかしな遺伝子を混入させたくない」という発想が込められている。「おかしな遺伝子」とはたいていの場合，遺伝性疾患や知的ないし身体的な障害をもたらすものである。こうした遺伝観は，建前としては「差別」「偏見」として批判の対象となるものの，わが身に降りかかってきた時には「誰もが本音ではそう思っている」として，表面化しない形で温存され続けていることが少なくない。

　「子どもが産めない女性」という烙印（スティグマ）は，それ自体が差別・偏見として当事者に多大な不安や恐怖を引き起こしかねない一方，「やむをえない事実」として受け入れられてしまう（しかも「自ら身を引く」という「自律的決定」が下される）こともありうる。これを「当事者個人の私的問題」に閉じ込めてしまうのか，「社会構成員一人一人が取り組むべき課題」として受け止めるのかが問われている。

2. クライエントの苦悩への共感　―妊娠前

> 〈ケース2〉第一子が神経難病患児である30代の夫婦が第二子を計画しているが，同じ疾患にかかるリスクを知りたいと思い，遺伝カウンセリングに訪れる。もし第二子も同じ疾患の可能性が高いなら，妊娠はあきらめるという意思を示す。夫婦は，難病患児を一人育てることはできる（かけがえのない子として愛している）が二人は難しい，健常児を育てたい，という願いをもっている。

子をもうけるかもうけないか，いつどのようにしてもうけるかを決定することが「生殖に関わる自由・権利」かつ「幸福追求権」として広く承認を得ているが，どのような子を作るかという「質の選択」もこれに含まれるのかについては，意見は分かれる。おそらくここでは，親（になる者）にとって子（になる者）の「望ましい質/望ましくない質」を選択することの倫理的意味が問われている。

すでに難病患児を育てる中で，人々の温かい（冷たい）視線や社会のサポート体制の有効性（不十分さ），そして親の会をはじめとする当事者グループのありがたさ（煩わしさ）を経験している。社会の支配的価値観に対しては距離をとって判断することもでき，その「重み」は真剣に受け止めなければならないだろう。しかしそれでもやはり，「生命の質に基づいて選別する」という行為およびそれを支える「自律的選択」そのものの文脈性は，当事者の意向とは独立に検証されうる。とりわけ，「やはり難病患児を育てるのはたいへんなことだ」「実際に経験をした当事者自身の実感は尊重すべきだ（出生防止という選択は認めるべきだ）」といった評価・判断が社会にどのような影響をもたらすか，慎重に見極めなければならない。

ここで注目すべきなのはむしろ，相談に来る当事者よりも「いまだこの世に存在しない者」の遺伝子組成が当事者達の人生計画のための情報として機能するという事態，しかもその者の存在の意味が当事者によって一義的に確定されてしまうということである。それは，「コントロール可能な他者」への欲望（望みどおりの存在であってほしい/煩わしい・迷惑をかける存在であってほしくない）を増幅し強化する可能性を内包しているのである。

3. クライエントの自由意思・幸福追求権の尊重と生命の選別の相克　—着床前

> 〈ケース3〉第一子が染色体異常によるある難病患児である30代の夫婦が，第二子を計画しているが，同じ疾患にかかるリスクを知りたいと思い，遺伝カウンセリングに訪れる。もし第二子も同じ疾患の可能性が高いなら，体外受精をして胚の検査をし，疾患の可能性のない胚を選んで子宮に戻し，妊娠・出産を希望した。夫婦は，難病患児を一人育てることはできるが二人は難しい，健常児を育てたい，という願いをもっている。

このケース（着床前診断と胚選別）に関しては，医療者の間でも見解が真っ向から対立している。一方で，クライエントの「自由意思」と「幸福追求権」あるいは「苦しみの救済」という根拠によって，こうした選択は正当化できると考え

る医療者がいる。また，これ以外に「健康な子」を得る手段がない（妊娠中に胎児の検査をする場合は中絶せざるをえない）という当事者の「切実さ」も理由に挙げられることがある。他方では，そもそも「生命の選別」は認められるべきではない，あるいは「難病・障害をもった生はこの世に生まれてこないほうがよい」といった価値観を強めるのではないかという懸念を根拠に慎重な対応を求める医療者もいる。

　この手法は，体外受精によって作製された胚から細胞を採取し，種々の遺伝学的検査技術を用いて特定の遺伝性疾患の可能性（発症・保因）を診断する方法である。通常，それに基づいて胚を選別し，「正常」なものを子宮に戻して妊娠・出産に至るという経過をたどり，「異常」なものは凍結または廃棄されることになる。一般に，性選別（X連鎖遺伝性疾患の回避），習慣流産や高齢妊娠による染色体異常の回避，遺伝性疾患の発症ないし保因者の場合にそれが子に受け継がれるのを回避するといった目的で実施される。

　日本産科婦人科学会はその会告「「着床前診断」に関する見解」（1999年改訂）で，「本法は重篤な遺伝性疾患に限り適用される」，「重篤」の評価については見解が分かれるので個々のケースごとに審査する，としている。例えば，染色体転座に起因する習慣流産のために子を得るのが困難なカップルが，この手法でその望みをかなえることができるとしたら，それは子を得るという「幸福追求権」の行使と見なしうるし，必ずしも「生命の選別」という批判は当てはまらないかもしれない（しかし，その医学的有用性については疑問が残るものの，2006年2月，日本産科婦人科学会はこのケースも「重篤な遺伝性疾患」に含めて容認する見解を出した）。これに対して，遺伝性疾患（しかもそれに伴う身体的・精神的な障害）をもって子が生まれてくるのを防ぐためにこの手法を用いることは，当事者の「自由意思」や「幸福追求権」によって直ちに正当化することは難しい。なぜならそこでは，生まれてくる生命という他者存在の「質」の選別という，それ自体倫理的かつ社会的に検討を要する論点を避けて通れないからである。そこで論じられるべき問いとは，クライエントの「自由意思」ないし「選択の自由」や「幸福追求権」の社会文脈的意味であり，それは次のケースとも共通するものである。

4. 「障害」のある胎児の出生をめぐって　—出生前

〈ケース4〉30代後半の女性。妊娠中に病院掲示のポスターを見て母体血清マーカー検査を申し出て受けたところ陽性だったため，医師から確定診断のための羊水診断についての説明を受ける。不安になりインターネットで関連事項を調

> べているうち，羊水検査とともに胎児細胞の遺伝学的検査も受けてみようと申し込む．夫婦の間では，もし何か異常が見つかれば中絶することに決めている．

　厚生科学審議会の出生前診断に関する専門委員会報告「母体血清マーカー検査に関する見解」（1999年）では，検査の意味が適切に理解されないまま行われる懸念があり，かつ専門的なカウンセリング体制が不十分な現状では，医師から本検査を勧めるべきではなく，妊婦から相談があった場合にのみ十分な説明をしたうえで慎重に行うことを求めている．遺伝学的検査に限らず，何か選択をするうえで必要なデータを得るために医学的検査を受けるかどうかは，クライエントの選択権であり，それを国や学会あるいは医療機関がとやかく言うのはおかしいと考える人も少なくないだろう．しかも，「この技術の一部は障害のある胎児の出生を排除し，ひいては障害のある者の生きる権利と命の尊重を否定することにつながるとの懸念がある」ことが「自由な利用」を制限する理由に挙げられているのをみると，本ケースの当事者は困惑するかもしれない．逆に，政府や専門家集団として政策介入による障害者の出生予防を推進する（形式的には「強制」ではなく当事者の「自発的選択」として行われるとしても）という方向が明確である場合，出生前診断を受けるのが当然（受けないで障害児を産むのは社会に対して無責任だ）という社会的風潮が強まり，人々への目に見えない圧力がかかることも予想される．

　なぜ自分達の切実な要求が障害者の人権を否定することにつながるのか，そのような何ら実証性のない根拠で自分達の選択権が侵害されるのは不当だという当事者の声も多い．それにもかかわらず，ここでもやはり当事者の選択・決定が否応なく社会全体の力学に巻き込まれざるをえないことを見過ごしてはならない．

5. 将来の人生設計と知る権利／知らないでいる権利　——発症前

> 〈ケース5〉父方の祖父と叔父が若年性アルツハイマー疾患と思われる症状で早くに死亡した20代の男性が，その発症遺伝子が特定されたという新聞記事を見て，相談に訪れる．「自分も発症するかどうかわからないまま不安な状態が続くのは耐えられないので，遺伝学的検査をしてはっきりさせたい」という気持ちと，「治療法がないので，もし陽性であることが判明したら恐怖の日々を過ごすことになるのではないか」という気持ちで揺れ動く心情を吐露した．

　原則としては，遺伝学的検査の結果を知ったうえでそれを将来の人生設計に活

かすのか，それとも「知らないでいる権利」を行使してあえて検査をしないで生きていくのかといったことは，クライエントの自律かつ自己決定に委ねられるべきであり，医療者側はいずれの決定であってもそれを尊重し支援しなければならない。前者であれば，仮に当の遺伝素因が確認された場合には将来自分が発症した後の家族の生活に対する備えをするという選択が，後者では，不安を抱えつつも未知の将来（開かれた未来）に向かって自らの生の意味を問い続け日々を過ごしていくという選択がなされるかもしれない。

　医療者にとっても，ハンチントン病や若年性アルツハイマー病といった現在のところ治療法のない後発性の遺伝性疾患の場合，検査結果が陽性であれば，クライエントは強いショックを受ける可能性があるので，検査結果の告知については慎重であるべきだろう。しかし，精神的にショックを受けて衰弱する（最悪の場合は自殺する）可能性があるので告知はしないほうがいいと考えるのは，医療者側のパターナリズムあるいは知る権利の侵害と見なされる可能性もある。人間には一時的に落ち込んでもそこから回復してそれと向き合っていく力が備わっている場合が少なくないので，その方向でサポートしつつ当人の知る権利や選択権を尊重すべきではないかとも考えられる。

　本ケースの場合，望ましくない検査結果を受け止め，何とか折り合いをつけて精神的に安定した生活を送ることができるかどうかをカウンセリングにおいて慎重に見極めたうえで，検査施行の是非をクライエントとともに決めていく努力が求められるであろう。

6. プライバシー（秘密保持）の権利と社会的差別への不安 ―易罹患性

〈ケース6〉祖母と母がいずれも乳癌で死亡した30代後半の独身女性が，遺伝による家族性乳癌ではないかと思い，遺伝学的検査を希望している。妹が結婚を控えていることや，もし自分にその遺伝子が見つかれば現在の職場を辞めざるをえなくなるかもしれないと不安に思い，検査結果はもちろん，検査を受けること自体誰にも知らせないように強く求めてきた。

　すでに指摘したように，就学，雇用・昇進，結婚，保険加入などにおける遺伝学的情報を理由とする差別的処遇（検査結果の提出を要求することも含む）の問題は，遺伝医療にとって避けて通ることはできない。また，クライエント自身が差別を受けることを恐れて情報の秘密保持を求める時，その情報が血縁者の早期診断と予防的対応ないし人生設計にとって有用でありうる場合，医療者側はその

ことをクライエントに説明して血縁者への情報開示に同意してもらう努力が要請されている。

本ケースのように，疾患が将来発症するかどうかのリスク評価（易罹患性検査）が行われる場合，様々な不確定要因があるため，どのように検査結果を受け止め活用していくかという時，様々な困難が予想される。クライエント自身にとっては，一定のリスクを示す結果が出た場合，結婚するかどうか，子どもを作るかどうか，どのくらい貯蓄しておくのかといったことが考慮されるであろうし，万一情報が漏れて勤務先に知られたり，妹の縁談に影響することを恐れて，検査を受けたことを秘密にしておきたいという思いを抱くのもやむをえないかもしれない。しかし，医療者側が妹のカウンセリング同席を必要と判断すれば，そこには深刻なジレンマが生じうる。

また，仮に遺伝学的検査が普及して検査項目数も増え一般健康診断に組み込まれることで，当人の疾患発症リスクの重要な指標として機能するようになった場合，雇用者や保険会社がその情報提供を雇用・加入の条件にする可能性は十分に想定される（結婚時に相手の遺伝学的情報を要求するというのは考えにくいが，ありえないことではない）。しかしそもそも，ある人の遺伝学的情報をそのように利用するという行為それ自体が問われなければならないはずである。雇用者や保険会社にとって自分達の利益に反することが明らかな情報を要求するのは当然のことなのだろうか，あるいは結婚相手が何らかの「遺伝的欠陥」を抱えていることを拒否するのは仕方のないことなのか，こうした発想の根底にある価値観こそ差別を支える基層であり，遺伝医療はこれと向き合うことを避けて通ることができないのではないか。

おわりに

遺伝医療の倫理の中心に位置するのは，その医療に助力を求めるクライエントの自律・自由意思とそれに依拠する自己決定ないし選択の権利，知る権利／知らないでいる権利，プライバシーの権利，そして幸福追求権といったものであり，それを尊重することが医療者側には課される。しかし，そこで実施される遺伝学的検査・診断とそれに基づく様々な選択や介入が，そのまま倫理的に正当化されるということにはならない。なぜなら，一方でそれは「他者」の生命や生活が有する利害との衝突の可能性（その「存在」ないし「質」が評価の対象となる以上，胚や胎児もまた「他者」に含まれる），他方では差別や優生学を助長する可能性，

消去ないし忌避の対象とされる「質」に関わって生きている人々（難病患者や障害者の人達）による異議申し立てが提起する社会的な規範ないし価値観の対立の可能性が認められるからである。

　確かに，遺伝医療の現場においてクライエントが表出する「意向」や「思い」は，まぎれもなく当人の実感が込められた訴えであり，他に選択肢のない「切実な要求」「不本意な選択」あるいは「苦渋の決断」であることは疑いえない。その選択は，原則として当事者の自己決定権ないし選択の自由として尊重されるべきであろう。しかしながら，それは決して単なる「私的な事柄」ではなく，人と人との関係のあり方，あるいは社会の中での意味や機能という観点から問題化されうるものと見なすべきであろう。言い換えると，私達それぞれが多様な遺伝子組成をもった者として，「他者」をどのようにまなざし，「他者」とどのように関わっていくのか，いかなる関係を取り結んでいくのかが問われているのであり，遺伝医療における倫理への問いかけは，こうした問いに帰着するのである。

付記：本稿は，霜田　求「遺伝子医療における臨床と倫理―文脈論的視角の意義」（『理想』No.675，2005掲載）の一部を修正して組み込んでいる。

霜田　求

1983年	大阪大学文学部哲学科（倫理学専攻）卒業
1990年	大阪大学大学院文学研究科（哲学哲学史専攻）博士後期課程単位取得
1992年	大阪大学文学部哲学科倫理学講座助手
1998年	熊本学園大学経済学部助教授
2001年	大阪大学大学院医学系研究科（医の倫理学分野）助教授

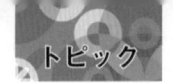
トピック

1 ワトソンとヒトゲノム ELSI

玉井　真理子

　1990年からアメリカを中心として世界的な規模で開始されたヒトゲノムプロジェクトには多額の公的資金が投入され，生命科学におけるアポロ計画とも称された。このヒトゲノムプロジェクトにおいて，当初から倫理的・法的・社会的問題（ethical legal and social implication：ELSI）に一定の研究費が割かれたことは，関係者の間では比較的よく知られた事実である。この提案は，ジェームズ・ワトソンによってなされた。

　ワトソンは，1953年に，フランシス・クリックとともにDNAの二重らせんモデルを提唱し，その功績でノーベル賞を受賞した科学者である（彼らの功績の陰にはイギリスの女性物理学者ロザリンド・フランクリンの存在があったと言われているが，ここでは立ち入らない）[1)2)]。ワトソンは，アメリカのヒトゲノムプロジェクト発足当時，コールド・スプリング・ハーバー研究所の所長を務めていたが，プロジェクト発足に伴って，NIHのヒトゲノムセンター長に任命された。

　就任の挨拶の際に，ヒトゲノムプロジェクトにはELSIの検討が欠かせないとして，そのためにプロジェクト予算全体の3％（のちに，アルバート・ゴア上院議員の後押しで5％となり，この数字が定着する）を充てると発表した。生命科学研究に最初からELSIのための予算を組み込むのは，とりわけ巨大なプロジェクトにおいては例がなかった。

　ワトソンはなぜこのような提案をしたのだろうか。ワトソン自身による記述の中から拾ってみると，次のようにある[＊1]。

　倫理の問題をこれほどすぐに取り上げたのは，私がかつて問題のあった優生記録局に場所を提供したコールド・スプリング・ハーバー研究所の代表だという事実に，ヒトゲノム計画に対する批判が向かわないかという個人的なおそれのためでもあった。ゲノムの倫理を検討する計画を早く作らなければ，私がかくれた優生学者で，私の真の目的は人種差別を正当化する遺伝子や，

> 社会的・職業的階層化をもたらす遺伝子を発見することだというような根も葉もない話の証拠とみなされるかもしれなかった。

　ワトソンは，コールド・スプリング・ハーバー研究所の年報の巻頭言として，1994年に「ヒトゲノム計画の倫理的問題」と題するエッセイを寄せているが，その中の「ゲノム倫理 – 遺伝的不公平を軽減する道をさがす計画」という項の一節である。1890年に設立された同研究所は，ニューヨークの郊外にある民間の研究所であり，戦前，アメリカ優生学研究の中心であった[4]。研究所内に設置された優生記録所（1940年に閉鎖）を拠点として大規模な家系調査が施された。

　なぜ3％なのかという点に関してワトソンは，「それより少なくては体裁だけとみられるかもしれないし，それより多くても使い道がわからなかった」[‡2]と，実に正直である。彼が，ELSIプロジェクトを発足させることをNIHの中の誰とも相談せずに決めてしまったらしいことは，複数の論者が指摘している[‡3, 4]。歴史に「もしも」はふさわしくないが，この時点でワトソンが誰かと相談していればこの比率は変わっていたのかもしれない。

　ワトソンのELSI予算発言は，相当な物議をかもしたらしい。議会は比較的好意的だったのに対し，例えばあるNIHの官僚は「私は依然として，いわゆる倫理学者たちの空虚な声明を助成するために，あなたがこの金を全部使いたいというのが理解できないのです」「しかし，なぜ倫理的な問題を強調するのですか。なぜそれをテレビの話題にするのですか」と，ワトソンに直接抗議したという[‡4]。

　ワトソンは，自分がかつて優生記録所だったコールド・スプリング・ハーバー研究所の所長だったということから，ヒトゲノムプロジェクトへの（ワトソンにとってはおそらく不本意な）批判が起きることを懸念し，ELSI予算提案によってそれを牽制した，という見方はひとまずはあたっているだろう。また，ワトソン自身は言及していないので，彼自身がどのように認識していたのかはさだかではないが，ワトソン発言が結果的に受け入れられたことに少なくも間接的には影響していると思われる報告書が2つある。

　1つは，連邦学術研究会議（National Research Council）[7]と連邦議会技術評価局（OTA）のそれぞれの報告書[8]である（いずれも1988年）。クックディーガンによれば，ワトソンのヒトゲノムELSI提案はこれら2つの報告書に倣ったものであるという[‡5]。しかし，いずれの報告書も予算枠の確保までは踏み込んでいない。報告書の理念に3％という数字である意味での輪郭を与えたのは，動

トピック

機はともあれワトソン発言によるところが大きいと思われる。

✥ 注釈 ✥

1. 参考文献 3, 222-232 ページ
2. 参考文献 3, 259 ページ
3. 参考文献 5, 178 ページ, 265 ページ
4. 参考文献 6, 307 ページ
5. 参考文献 5, 177 ページ

◆ 参考文献 ◆

1) ブレンダ マドックス 著, 福岡伸一, 鹿田昌美 訳：ダークレディと呼ばれて – 二重らせん発見とロザリンド・フランクリンの真実, 化学同人, 2005.
2) アン セイヤー 著, 深町眞理子 訳：ロザリンド・フランクリンと DNA – ぬすまれた栄光, 草思社, 1979.
3) ジェームス D ワトソン 著, 新庄直樹 他訳：DNA への情熱 – 遺伝子, ゲノム, そして社会, ニュートンプレス, 2000.
4) ダニエル J ケヴルズ 著, 西俣総平 訳：優生学の名のもとに – 「人類改良」の悪夢の百年, 朝日新聞社, 1993.
5) R クックディーガン 著, 石館宇夫, 石館康平 訳：ジーンウォーズ – ゲノム計画をめぐる熱い闘い, 化学同人, 1996.
6) ロイス ウィンガーソン 著, 牧野賢治, 青野由利 訳：ゲノムの波紋, 化学同人, 2000.
7) Committee on Mapping and Sequencing the Human Genome, National Research Council : Mapping and Sequencing the Human Genome, The National Academies Press, 1988.
8) 米国議会技術評価局 編, 伊藤敏雄 訳：ヒトゲノム解析計画 – 遺伝情報を解読する巨大プロジェクトの全容, 米国議会技術評価局（OTA）報告書, 教育社, 1990.

玉井　真理子

1991 年	東北大学大学院教育学研究科博士後期課程単位取得退学
1996 年	信州大学医療技術短期大学部講師
1998 年	同学部助教授
2002 年	信州大学医学部保健学科助教授

第2部

各論
遺伝医療の現場から

第2部　各論：遺伝医療の現場から　〈1〉遺伝医療の各領域から

1. 染色体異常

古庄　知己

> 　染色体異常症について，診療の概要と倫理的問題点を述べる．染色体検査は生殖細胞系列の遺伝学的検査であり，その意義と留意点について両親に十分説明し，同意を得る必要がある．診断告知は，診断のついた時点で疾患に関する包括的情報をわかりやすく説明する．生命予後の厳しい疾患においても，診断は疾患の特徴や自然歴を考慮した最善の医療を提供するための出発点であると位置づけるべきである．羊水染色体検査による出生前診断においては，母子への負担，染色体検査としての限界，想定される疾患の自然歴や家族の思いについて十分理解を促す必要がある．

はじめに

　先天異常症とは，先天性の内臓疾患や発達の遅れ，低身長など医学的精査・加療を要する合併症，および顔貌や外表の変化など診断において有用な特徴を複数伴う疾患（症候群）である．原因として，設計図（遺伝子，染色体）の変化に基づくもの，環境因子（アルコール，抗痙攣薬など）によるもの，それらの相互作用によるものなどがある．原因が明らかでない場合も少なくない．

　本稿では，染色体異常症について，診療の概要と倫理的問題点を述べる．染色体異常症は一般新生児集団の約0.4%にみられ，ダウン症候群（21トリソミー），18トリソミー，13トリソミー，ターナー症候群などの数的異常，欠失・重複・不均衡型相互転座などの不均衡型構造異常に分類される．

キーワード

先天異常症，染色体異常症，ダウン症候群（21トリソミー），18トリソミー，13トリソミー，ターナー症候群，染色体検査，羊水染色体検査

I. 診療の概要

代表的な染色体異常症の臨床像および健康管理上の留意点について，概要を表❶，❷にまとめた[1)2)]。染色体異常症を有する子どもの診療においては，①合併症が多岐にわたる（成長，発達，中枢神経系，呼吸器系，心血管系，消化器系，泌尿器系，視聴覚系，筋骨格系，歯科，免疫系），②療育・福祉制度を活用すべき場合が多い，③家族への遺伝的リスクを考慮すべき場合がある，④家族への心理的負担が大きい，などの理由から，医療・療育・教育・福祉行政・サポートグループの連携に基づく包括的支援が必要である。

表❶　代表的な染色体異常症

	ダウン症	18トリソミー	ターナー症候群
病因	21番染色体の全長または一部の過剰（3コピー）。95%はトリソミー型，3〜4%はロバートソン転座型，1〜2%はモザイク型	21番染色体の全長または一部の過剰（3コピー）。94%はトリソミー型，残りは転座型，モザイク型	X染色体の全長または一部の欠失。約50%は45, X，5〜10%は46, X, i (Xq)，残りは45, Xとのモザイク
頻度	1/700〜1000。母親年齢に伴い増加（20歳：1/1441，30歳：1/959，35歳：1/338，40歳：1/84）	1/3600〜8500。母親年齢に伴い増加	1/2500〜3000，女児
成長	哺乳力低下，成長障害（平均最終身長：男児152cm，女児143cm），学童期から肥満傾向	子宮内から始まる重度成長障害，哺乳・摂食障害	早期産（12%），摂食障害，成長障害（平均最終身長：138〜139cm，思春期スパートなし，成長ホルモン補充療法で5〜10cm伸びる）
発達	全体的な発達遅滞，小児〜青年期の平均IQ45〜48，早期療育により発達促進	重度の発達遅滞，全年齢を通じたDQ18	ほとんどの場合，知能は正常範囲内で，成人して独立した生活が可能。特徴的な学習障害（空間認知など）。10%に支援が必要な発達遅滞
生命予後	治療の進歩により改善（生存期間中央値は49歳，平均寿命>50歳）	生存期間中央値は3〜14.5日，1年生存率は0〜10%。積極的治療により改善（生存期間中央値152.5日，1年生存率25%）	先天性心疾患に伴う早期死亡はありうる。その場合を除き，寿命が短くなるかわかっていない
遺伝（次子の再発率）	母親年齢30代半ばまでは1%弱。それ以降は，年齢相当の確率	トリソミー型では1%弱	一般頻度と同等

表❷　常染色体異常症における健康管理上の留意点

	健康管理上の留意点
療育	精神運動発達遅滞を呈する場合が多いため，全身状態が落ち着いた段階で，理学療法，作業療法，言語療法など療育的指導の導入を考慮する．
福祉	発達遅滞や手術を要する合併症などを有し，療育手帳，身体障害者手帳などの手帳制度，特別児童扶養手当などの諸手当，育成医療などの医療費補助を含めた福祉支援が活用できる場合が多い．また，通園施設の利用，幼稚園・保育園での加配申請，就学相談などの場面において地域との連携が重要であるため，ケースワーカーへの相談を促す．
両親への心理的支援	定期的な面談や健診の場面で，疑問や不安を聞き，健康管理や子育て上留意すべきことをわかりやすく繰り返し説明．必要に応じ精神科医や臨床心理士に紹介する．
遺伝カウンセリング	染色体異常の成因，次子の再発率，出生前診断の方法とその意義・限界・留意点などについて整理し，家族の将来設計を現実的に支援するために，臨床遺伝専門医による遺伝カウンセリングの機会をもうけることを考慮．特に子どもが由来不明部分を伴う不均衡型相互転座の場合は，両親の染色体検査が子どもの染色体分析の精度を上げる可能性があるという一面（片親が均衡型相互転座の保因者であれば，切断点や由来不明部分を明らかにできる）と保因者検索の一面（保因者であれば次子の再発率推定および同胞が保因者である可能性を示す情報となる）とがあり，慎重な対応を要する．児本人の予後推定や健康管理のために由来不明部分を明らかにするという目的であれば，24色FISH法（SKY法など）を施行することが有用である．
サポートグループ	サポートグループは，医療機関では得られない当事者同士のピアカウンセリング，地域における生活・療育・福祉情報の交換などにおいて有意義である．常染色体異常症関連では，FOUR LEAF CLOVERのほか，ダウン症候群，18トリソミー症候群，13トリソミー症候群，ターナー症候群，4p-症候群，5p-症候群，Prader-Willi症候群の親の会などが，充実した活動を行っている．診断告知後，適切な時期に家族に紹介していくことは重要である．

Ⅱ. 染色体検査をめぐる問題

　染色体異常症をもつ子どもの診療は，通常出生直後に発育の遅れ，複数の合併症や外表的特徴が認められ，染色体検査が考慮されるところから始まる．胎児超音波異常が見出された場合や片親が均衡型染色体構造異常の保因者である場合には，出生前から染色体異常症の可能性が考慮されることもある．ここで染色体検査は，生涯不変で血縁者にも一部共有されている生殖細胞系列の遺伝情報を調べる遺伝学的検査であるため，運用においてはその臨床的意義および得られた結果に対する対応法について両親に十分説明し，同意を得る必要がある．しかし，2002年，「染色体起因しょうがいじ親の会（FOUR LEAF CLOVER：FLC〈http://www.eve.ne.jp/FLC/〉）」が会員に対して行った染色体検査に関する実態調査によれば，染色体検査を行うにあたり事前に医師の説明があったのは回答者の60％に過ぎず，説明内容が理解しやすかったと感じたのはその46％に過ぎなかった．こうした結果に基づき，FLCは以下に示すような提言を行っている．

親の会から染色体検査告知に関しての医療関係者への提言

① 染色体検査が必要だと判断したときは，親にその理由をきちんと説明し，同意のもとで行ってください。

子どもの親がいない，疾病を患い意識がない，死亡しているなど特殊な場合を除いて，必ず親に染色体検査の説明をし同意を得るようにしてください。「染色体」とはどのようなものか，普通の血液検査とはどのように異なるのかということをきちんと説明してください。検査の必要性について何の説明もなく検査が行われ，結果だけ突然に知らされると，医療不信に親は陥ります。子どものことは夫婦の重要な問題です。説明は可能な限り両親そろった場で行ってください。ひとり親の場合は，聞き違いや誤解が生じるのを防ぐという意味でも，親の信頼する近親者が同席することで複数になることが望ましいでしょう。

② 染色体検査を行う場合，結果のいかんを問わず，検査結果の説明方法・フォローまで責任をもってください。

大事なことです。検査結果は，子どもと親の人生を左右するほど大きな影響をもちます。これからの子どもと親の長い人生のことを考え，言葉に対して責任をもってください。検査をするだけでフォローがなければ，親は何のために検査をしたのかわからず，「医師に見放された」と感じます。子どもの治療はもちろんのこと，親の心のケアも大切です。検査結果によっては親に大きなショックを与えることになります。近親者にも大きな影響を与えることもあります。検査を行う以上，それらのフォローが必要になることを理解してください。継続的にフォローを行えるように尽力してください。検査結果の説明後のフォローを自らが十分に行えないと判断した場合には，責任をもって的確な臨床遺伝専門医を紹介してください。

③ 染色体の検査結果の伝え方については，あらかじめ親と相談してください。

染色体検査の説明の段階で，あらかじめ，検査結果は両親そろって受けてもらう約束をしてください。親を飛び越し，祖父母や親戚に先に告知するようなことは決してしないでください。「うちの家系には ……」「母親のせいだ」「父親のせいだ」などのいわれなき非難を受けることになり，母親や父親が傷つくことがあります。ひとり親の場合は，親の信頼する近親者が同席することで複数になることが望ましいでしょう。

④ 親に説明する際には，難しい医学用語を避けて，わかりやすい言葉を使い，

説明内容をまとめたメモや資料等を渡してください。

　ほとんどの親は初めて受ける検査です。「染色体」という言葉に馴染みのない親が大部分です。染色体検査を勧められた時は，子どもが障害をもっているかもしれないという事実を突きつけられて，動揺している親もおります。検査結果の説明の時は，説明の内容によって，親が受ける衝撃は計り知れません。難しい医学用語を避けて，できるだけわかりやすく説明してください。1度聞いただけでは十分に理解できないこともあります。後で読み返すことができるように，自分でも調べられるように，メモや資料等を渡してください。説明の際には，検査結果のコピーもお願いします。

⑤ **検査結果の説明の後，親に質問の機会を作ってください。**

　説明の際には，ショックのあまり，どんな質問も頭に浮かばないことがあります。その時はわかったつもりになっていても，後で理解できていないことに気がつくこともあります。説明や質問に答える機会は数度にわたって用意してください。多くの親は医療従事者との間に，本来はあるべきではない上下関係を感じています。なかなか質問を切り出せずにいることもあります。「何かわからないことがあったらいつでも質問してください」というようなことを，医師に言ってもらえると嬉しいです。親から希望がある時はもちろんのこと，特に親が希望しない場合であっても，質問の機会を医療サイドから用意するようにしてください。

⑥ **検査結果の説明の際，専門医療機関や専門医，療育機関，カウンセラー，親の会などの情報も提供してください。**

　検査結果の説明は単に医学的説明をすれば良いというものではありません。既にこの時カウンセリングを必要とします。検査結果の説明は是非，臨床遺伝専門医から受けられるようにしてください。それが無理であれば，セカンドオピニオンを得られる医療機関を紹介してください。

　子どもの障害や疾病によっては，専門的な治療を必要とすることもあります。適切な専門医や専門医療機関を紹介してください。障害が重くても早期より療育を受けることによって，患児の日常生活動作が改善されることもあります。親に希望を与えるうえでも，どのような療育機関があるのか教えてください。その際，決して「見放す」のでも「たらい回しにする」のでもなく，「引き続き見守っていく」という態度を示してください。

　親は「自分の子だけ」「自分達だけ」と孤独感をため込みがちです。孤独

に打ち勝つことができるのは，自分だけじゃないということがわかった時です。「1人ぽっち」ではない，他にも頑張っている子ども達や親がいることを教えてください。どんなに冷静な顔をしている親でも，心の中はパニックに陥っているものです。早目早目にカウンセラーも紹介してください。

⑦ 子どもの治療だけでなく，親のこころのケアも大切にしてください。

親のこころが乱れていると，子どもをどのように育てていけばいいかわからなくなります。こころが落ち着くと，子どもの障害をありのままに受けとめ，前向きに子育てができるようになります。

「こころのケア」はカウンセラーだけが担うことではありません。親の悲しみ苦しみに耳を傾けてください。悲しみや苦しみを和らげるような言葉を掛けてください。最初に親が一番頼りにするのは医師なんです。期待を裏切らないでください。「一緒に頑張っていきましょう」といった態度を示してください。また，子どもの障害について，親は必要以上に責任を感じて苦しんでいます。「誰のせいでもない」ということを伝えてください。

⑧ 同じ言葉でも，その時の状態や親の性格等によって，受け取る印象は全然違ってくるということを頭に入れていてください。

「稀少」「特殊」「わからない」という言葉に不安を覚える親もいます。子どもの症例について，正確なことがわからなければ，率直に「わからない」と伝えてほしいと思う親もいます。検査結果についてはよいことも悪いことも全てありのままに話して欲しいと思う親もいます。希望をもたせて欲しいと願う親もいます。相手に応じて適切な対応をお願いします。「傷つく言葉を避ける」「励ます言葉を覚える」というように，このHPに書かれている内容をマニュアルのように利用することは決してなさらないでください。

⑨ 子どものプライバシー保護について配慮してください。

同室者がいる病室，カーテン一枚で隔たれた診察室，廊下などで説明をされると，親は誰かに聞かれるのではないかと不安を覚えるものです。説明の際，同席する医療従事者も限定してください。検査結果の内容によっては，近親者にも大きな影響を与えることになります。子どものプライバシー保護について配慮してください。なお，子どもの症例報告については，親の同意を必ず得てください。

⑩ どんなに重い障害を抱えていようとも，生まれてきた命，あるいは生まれてこようとする命を祝福してください。

> 新たな命が誕生する，あるいは誕生したのです。「おめでとう」の一言が嬉しいです。告知の際，他の病気，障害の重い軽いなどで比較して幸不幸を語る励ましなどは避けてください。どのように合併症，奇形部位の多い子どもでも，人間です。「人」として接してください。特定の「言葉」が問題なのではありません。子どもに向き合う時，ご自身の「人間性」が問われるのです。

信州大学医学部附属病院遺伝子診療部では，原則として両親がそろった状況で，染色体検査の意義，留意点，限界を，文書を用いて説明している（図❶）。

Ⅲ. 告知をめぐる問題：ダウン症を例に

現在，日本におけるダウン症の告知に関しては，表❸に示す①〜④のいずれかの形式で行われてきたと思われる。①〜③の形式では1週間以内に臨床診断（少なくとも染色体異常の疑い）が伝えられ，1ヵ月以内に確定診断がなされることになる。玉井らが全国のダウン症児の親に対して行った調査によれば，その過半数が1週間以内の告知を望んでいたことから，診断が得られた時点で早期に告知を行うことが望ましいとしている[3]。④の形式は実際に行われてきた方法ではあるが，子どもから疾患の特徴を踏まえた最善の医療を受ける機会を奪う可能性があり，現在では適切とはいえない。もちろん告知の時期だけではなく，その内容や姿勢も重要である。筆者らが，埼玉県立小児医療センターの集団外来に通っていたダウン症をもつ子どもの家族に対して行ったアンケート調査によれば，親が最初に直面するのは，情報の不足による「不安」と周りに同じ境遇の方を見出せない「孤独」であった。告知においては，最新の医学的・療育的情報，社会資源やサポートグループの情報について具体的にわかりやすく説明するとともに，継続した診療のなかで心理的支援を行うことが求められる。

Ⅳ. 診断の目的をめぐる問題：18トリソミーを例に

18トリソミーは，従来「致死的な」先天異常症の代表とされてきた。海外の大規模な調査では，生存期間の中央値は3〜14.5日，1年生存率は0〜10%であり，主な死亡原因は無呼吸発作とされてきた。そのため，海外では「診断がついたら，延命を目的とするすべての侵襲的治療の中止が推奨される（先天異常症の代表的教科書である『Smith's Recognizable Patterns of Human Malformation』

▶ 1. 染色体異常

図❶　染色体検査に関する説明

信州大学医学部附属病院遺伝子診療部
説明医＿＿＿＿＿＿＿＿＿＿＿＿

お子様に行う検査
□一般的染色体検査
□特殊染色体検査（　　　　　　）

・染色体検査をおすすめする理由：

・染色体検査の意味と留意点：

　染色体というのは、"遺伝子"がまとまった"たば"のようなものです。遺伝子は体をつくっていくための設計図であり、親から子へ伝わる体質を決定する要素です。染色体検査は、染色体の本数や形を観察して、大まかな遺伝情報の過不足を調べるものです。

　検査の結果、染色体の本数や形の変化などがわかった場合、それらを直接なおす方法はありませんが、検査結果から、お子様の体質を理解する手がかりを得られる可能性があります。その場合、今後起きやすい問題について予測し、健康面や子育てのための情報を得られることになります。

　その一方で、検査理由と関係ないと思われる変化が偶然みつかることや、お子様にみられた変化が、ご両親（お母様かお父様、あるいはご両親とも）あるいはご兄弟姉妹と関連することがわかる場合もあります。検査結果が、お子様だけでなく、ご家族全体に関係することもありえるわけです。

・検査方法：お子様から2～5ml採血します。血液中の白血球を増やした後、特殊な処置を施し、顕微鏡で観察します。白血球の状態によっては、十分な結果を得られず、再度採血が必要な場合があります。特殊な検査法として、染色体の一部を蛍光色素で染めるFISH法というものもあります。

・結果が出るまでの期間：一般に2～3週かかります。

・結果の通知：ご両親いっしょに、結果の説明をいたします。ご両親以外の方の同席には、ご両親の承諾が必要です。

・プライバシーの保護：個人情報保護のため、病院外に検査を委託する場合は、個人が特定されないよう、十分な配慮をいたします。

染色体検査に関する同意書

　私達は、こどもの状態について説明を受け、染色体検査を行う理由、染色体検査の意味と留意点、検査の内容、結果の通知方法について説明を受けました。私のこどもに染色体検査を行うことに同意します。

年　　月　　日

お子様ご氏名＿＿＿＿＿＿＿＿＿＿＿＿＿（男・女）
代諾者様ご氏名（自著）＿＿＿＿＿＿＿＿＿＿＿（続柄　　　　）

第2部　各論：遺伝医療の現場から

表❸　ダウン症の告知：4つの形式

形式	内容	利点	留意点
①	臨床症状（外表所見，筋緊張低下，内臓合併症など）から確定診断できるのであれば，その段階で「ダウン症候群である」と伝える。診断を裏づける意味で染色体検査を行う。	早い段階で両親と完全な情報の共有ができる。	出産直後であり，両親の負担が大きすぎるかもしれない。両親との関係ができていない段階なので，告知後の反応が予測しにくい。誤診があってはならない点，短期間でダウン症候群についての最新情報を収集して伝える準備をしなければならない点から，説明医師の負担が大きい。
②	臨床症状（外表所見，筋緊張低下，内臓合併症など）から確定診断できても，染色体検査結果が出るまでは「ダウン症候群の疑い」としておき，詳しい内容は伝えない。	早い段階で両親とある程度の情報の共有ができる。臨床診断が違っていても誤診にはならない点，染色体検査結果を待つ間に最新情報を収集して伝える準備ができる点，「ダウン症候群の可能性」を示されたうえでの両親の様子を見て告知後の支援を準備できる点から，説明医師の負担はある程度軽減される。	短期間であるが「ダウン症候群」という言葉が一人歩きし，両親が適切な情報を得るのに苦労するかもしれない。そして両親が得た情報が否定的なものであれば，その後の心理的適応に影響する可能性がある。
③	臨床症状（外表所見，筋緊張低下，内臓合併症など）から確定診断できても，「複数の合併症があることから，染色体異常症の疑いがある」とし，染色体検査結果を確認してから「ダウン症候群である」と伝える。	早い段階で両親とある程度の情報の共有ができる。誤診の可能性がない点，染色体検査結果を待つ間に最新情報を収集して伝える準備ができる点，「染色体異常症の可能性」を示されたうえでの両親の様子を見て告知後の支援を準備できる点から，説明医師への負担は最も少ないと思われる。「ダウン症候群」の診断名を告げるとともに，ていねいな説明に入ることができる。	短期間ではあるが，「ダウン症候群」であることを両親と共有できない。両親から「どのような染色体異常症を想定しているか？」とたずねられた場合に，どう答えるかを準備しておく必要がある。
④	臨床症状から確定診断できても，両親が児の異常に気づくまではダウン症候群あるいは染色体異常症の疑いであることを伏せておく。両親が児の異常に気づいた段階で，染色体検査を行う。	短期的には，両親および説明医師の負担は少ないかもしれない。	診断という極めて重要な情報を長期間両親と共有できない。児が診断に基づく適切な医療を受けられない可能性。フォローが途絶える可能性。説明医師の両親への「配慮」を結果的に両親が理解できない場合，「どうしてもっと早く教えてくれなかったのか？」という思いをもたれ，信頼関係に影響する可能性。

第4版，1988年[4]）より）」との見解が主流であった．日本の新生児医療においても，「重症障害新生児」に対する医療区分のなかで，現在行っている以上の治療を行わず一般的養護（保温，栄養，清拭および愛情）に徹する疾患の1つに挙げられていた[5]．

しかしその後，合併症の状況と適切な治療的介入によっては長期に生存し，着実な成長発達を遂げ，そして在宅生活をすることができる子どももいることが明

らかになってきた。また最近筆者らは，現在の標準的な新生児集中治療を行った場合に，生存期間の中央値は152.5日，1年生存率は25％と明らかに伸びること，死亡原因は先天性心疾患に伴う心不全と肺高血圧を背景に，突発的な呼吸心停止をきたす場合が多いことを示した[6]。サポートグループ（18トリソミーの会〈http://18trisomy.com/〉）に寄せられる両親の声を以下に示す。

> **家族が医療に望むこと**（文献7より抜粋）
>
> ① 告知の時期，仕方に対する思い
> - 病気の告知と死の宣告を同時にしてほしくない。
> - 「医学的に生まれてくる価値がない子」という表現にはショックを受けたが，それはそれとして受け入れた。どうしても受け入れられなかったのが「次のお子さんを考えたほうが……」という一言だった。
> - 簡単な18トリソミーの説明と同時に，「危篤状態になった時の人工呼吸・挿管をどうするのか」の質問にその場で決断するように言われた。
> - 文献だけを並べられ，「短命です」「延命治療はしません」だけでは本当に絶望感しかなかった。順を追って，がんばっている子の存在などを含めて説明してほしかった。
> - 「短命」と説明を受け，出産日までわが子とのお別れの準備をしたが，子どもは現在も生きている。医師は病気についていいことは言わず，最悪の状況を説明するが，それでいいのだろうか。
>
> ② 医療の対応に疑問を感じたこと
> - 病名によって医師の態度が違ったこと。一室のNICUではプライバシーもなく，説明の残酷さを感じた。せめて予後不良な子どもに対しては，説明も個室で行ってほしい。
> - ドクターが気を使って，私に「子どもを亡くした親の会」というパンフレットをくれた。でも，保育器の中に入ってこれからがんばるぞという時に，そのパンフレットはないだろうと思った。
> - 「18トリソミーで1歳以上になるなんて，十分でしょう」と言われた。
>
> ③ 医療に支えられたこと
> - 「親がしたいと思うことは，子どもにとってもしてほしいことだから，したいことは言ってくださいね。それが子どもにとって一番してほしいことだから」との医師の言葉で，いろいろなことが言えた。

- 積極的治療をしても生存の可能性が低いなかで，子どもの容体の変化に応じて，そのつど私達に意見を聞いて判断してくれた．だから，今，この子が生きているんだと感謝している．
- 私達はすばらしい医師と看護師に恵まれ，十分なインフォームドコンセントが取れた．告知の時期は，検査結果がはっきり出て，私が初めて面会に行った際，二人揃って話を聞いた．何も隠すことなく，最悪の場合の話までに及び，そのときはショックを受けたが，今となってはよかったタイミングであった．今後の治療方針についても私達に選択肢と考える時間を十分に用意してくれた．
- NICUでの面会時，熱心に私の話を聞いてくれたり，面会時間以外の娘の様子を話してくれたり，まるで自分の子どものようにかわいがってくれた．面会に行くのが楽しみだった．娘に会えるとともに，スタッフと話をしている時間が，一番くつろげる時間だった．
- NICUの看護婦さん達が，医療機器がピーピー鳴るたび，保育器の中のわが子に「がんばれ，がんばれ，早く大きくなってお母さんの胸に抱っこしてもらおうね」と一生懸命診てくれたことが，とてもうれしく慰められた．
- 退院に向け，一人のナースを中心に，浣腸，導気，鼻カテーテル交換，経口・経管栄養の注意点など，生活していくうえで心配なことまでこと細かくフォローしてくれた．在宅の生活を迎えても，処置方法の困惑はほとんどない．

④ **こんな医療がほしい**

- 何よりも初めに，子どもの誕生に対して「おめでとう」と言ってほしい．
- 「がんばって生まれてきた大切な命なのだから，最善を尽くし，一緒にがんばりましょう！」と言ってほしい．
- とにかく，一刻も早く情報がほしい！ 同じ境遇のお母さんをどんどん紹介してもらいたい．メンタル的な部分も少しは一緒に考えることによって軽減されると思う．
- 親の気持ちを無視するかのように絶望的な言葉を投げかけて，後は親の選択にまかせるというのは1つの命をどう考えているのだろうか，もし自分が同じ立場ならどんな気持ちがするかを考えて言葉を選んでほしい．告知された後，ほとんどの親達は健康に生まれてくるのが当たり前に思っているだけに，ショックが大きく自分を責め，孤独感でいっぱいになる．そんな時，そばにいてくれるだけ，話を聞いてもらうだけでも救われる．告知

については，両親にはきちんと説明をしてほしい。そしてどんなに厳しい状況だったとしても，決して見放す言葉はかけないでほしい。家族がひとときでも幸せな時間を持てるよう，一緒に考えてほしい。
・悲しい気持ち，辛い気持ちに寄り添ってくれる人間味のある医療現場がほしい。
・マニュアルに沿ったケアでなく，ひとりひとりの子ども達がいるように，ひとりひとりの母親がいる。少しでも「ひとりひとりの声」を聞いてほしい。

これらの声からは，医療者が「18トリソミーと診断→予後不良→治療の制限」という画一的な図式で子どもを捉え対応することで，両親に大きな負担をかけてきた歴史が浮き彫りにされている。他方，患児個々の状態を踏まえてできる限りの手厚い治療・ケアを提供することで，両親との信頼関係を築いている施設も少なくなかった[7]。欧米においても考え方に変化がみられており，前述のSmithの教科書における記載も第5版からは，「診断がついたら延命のための侵襲的治療の制限を真剣に考慮すべきである。両親と児の状況は個々に異なることを考慮しなければならない」という表現に変わった[8]。

医学的診断は本来，疾患をもつ人の健康維持・増進のために最善の医療を行う目的で行われるものである。染色体異常症の診断においても，疾患の特徴や自然歴を考慮したよりよい医療を提供するための出発点であると位置づけるべきであり，診断により治療に制限を加えることがあってはならない。

V. 出生前診断をめぐる問題：羊水染色体検査を中心に

特定の遺伝性・先天性疾患のリスクがある家系における出生前診断とは別に，不特定の多くの妊婦が出生前診断の対象となりうる状況として，高齢妊娠，超音波異常所見（特に胎児のnuchal translucency：NT，項部皮膚肥厚），および母体血清マーカーテストに伴う羊水染色体検査への流れがある[9]。これらは，人工中絶を視野に入れて，ダウン症を代表とする常染色体異数性異常の検出を目的とした検査と位置づけられる。産婦人科医師よりいったんリスクを伝えられた場合，染色体異常がないという「安心」を求めて羊水染色体検査を受けることが少なくないと思われる。しかしながら，本検査においては以下に示す重要な留意点があり，検査前にこれらに関して十分に時間をとって説明し，理解を促す必要がある。
① 技術的側面：細胞の状態によっては，十分な結果を得られず，中絶対応が可

能な妊娠21週台までに結果が出ない場合がある。
② 胎児に対する侵襲性：穿刺に伴う流産のリスクが0.2～0.5%程度ある。
③ 母体に対する侵襲性：羊水検査自体または結果を受けて妊娠継続を断念する際の身体的・心理的負担。
④ 染色体検査としての留意点・限界：妊娠中絶が考慮される重篤な染色体異常症を診断するという検査目的とは意味合いが異なる変化が見つかり，判断に迷う可能性（正常変異［染色体異形性］，均衡型相互転座・逆位，過剰マーカー染色体など）。検出された異常がカップルの染色体と関連していることがわかる可能性（不均衡型相互転座など）。遺伝子レベルの変化や環境要因による胎児異常の原因は検出できないこと。染色体異常とわかっても出生後の症状や予後を正確に予見することはできないこと。
⑤ 胎児適応での出生前診断の是非：日本においては胎児適応での人工中絶は許容されていない。母体保護法によって妊娠の継続または分娩が身体的・経済的理由により母体の健康を著しく害するおそれのある場合に，指定医師が対応できるとの位置づけである。
⑥ 想定される疾患への理解：代表的な染色体異常症に関しては，自然歴や育てている親の様子などにつき十分に情報提供する必要がある。筆者らは，医学的説明に加え，希望に応じてサポートグループにより作成された冊子を貸し出している[10]。

おわりに

染色体異常症を中心に診療における倫理的問題点について述べた。これらの問題を克服するために最も大切なことは，どの土地のどのような家庭に生まれ，どのような障害をもっていたとしても，その誕生が祝福され，個々の健康状態に合った最善の治療・ケア・療育・福祉サービスがスムーズに提供され，両親が負担なく子どもを育てていけるような社会を作っていくことではないかと思われる。

◆ 参考文献 ◆

1) Cassidy SB, Allanson JE : Management of genetic syndromes 2nd, Wiley-Liss, 2005.
2) 古庄知己：染色体異常児のフォローアップ，周産期医学 35, 529-534, 2005.
3) 玉井真理子，加部一彦：本邦におけるダウン症の告知をめぐる現状と課題 第1報 – 患

児の親を対象とした全国調査より明らかになった告知の早期化傾向 -, 日本新生児学会雑誌 31, 310-317, 1995.
4) Jones KL : Smith's recognizable patterns of human malformation 4th, Elsevier Saunders, 1988.
5) 仁志田博司, 山田多佳子, 他：新生児医療における倫理的観点からの意志決定（Medical Decision Making), 日本新生児学会雑誌 23, 337-341, 1987.
6) Kosho T, Nakamura T, et al : Neonatal management of trisomy 18: clinical details of 24 patients receiving intensive treatment, American Journal of Medical Genetics 140A, 937-944, 2006.
7) 18トリソミーの会：ぐ〜ぐ〜 handbook 第2版, 18トリソミーの会, 2005.
8) Jones KL : Smith's recognizable patterns of human malformation 5th, Elsevier Saunders, 1997.
9) 三春範夫 企画：産婦人科の実際 54 (13), 2005.
10) 日本ダウン症ネットワーク：みんな大好き, かもがわ出版, 2002.

古庄　知己

1993年	慶應義塾大学医学部卒業
	慶應義塾大学病院小児科医員（研修医）
1995年	浦和市立病院小児科医師（専修医）
1997年	長野県立こども病院新生児科医員
1998年	慶應義塾大学病院小児科助手
1999年	埼玉県立小児医療センター遺伝科医員
2000年	東京歯科大学市川総合病院小児科助手
2001年	医学博士（慶應義塾大学）
	さいたま市立病院周産期母子医療センター小児科医師
2003年	信州大学医学部附属病院遺伝子診療部助手

第2部　各論：遺伝医療の現場から　〈1〉遺伝医療の各領域から

2. 小児神経疾患

和田　敬仁

> 小児神経領域の遺伝性疾患のうち，遺伝カウンセリングの現場で頻度の高い疾患を取り上げ，その問題点について概説した。多くの場合，患者本人は幼少であり，自身の遺伝学的検査について検討する能力は十分ではなく，両親の判断に委ねられる可能性が高い。遺伝学的検査は，有力な診断ツールであるが，診断することのメリット・デメリットを医師も家族も十分理解することが必要である。予想される結果に対する家族の精神的・心理的準備に対する援助，治療法のない診断が下された時の患者を含めた家族のフォロー体制が不可欠である。

はじめに

　ヒトゲノム解析研究の進展により，今まで臨床症状あるいは種々の検査所見から診断されていた疾患が，通常の血液検査のように，末梢血液から抽出されたゲノム DNA により，その臨床経過がまだ明らかではない段階で容易に診断がつく時代になった。

　このことは，今まで診断に時間がかかっていた疾患に対して，誰でも容易に診断が可能になったというプラスの面がある一方で，家族側にとっては，一見健康なわが子を前にして，思いもよらぬ診断を突きつけられ，治療法もなく，悲しみのどん底へ突き落とされる，そして患者と同じ遺伝情報を共有する家族が，予想もしなかった問題に直面することが現実となってきている。

　特に小児神経領域においては，精神あるいは運動発達に遅れのある症例を扱う

キーワード

　保因者診断，X 連鎖，発症前診断，出生前診断，ミトコンドリア，母系遺伝，
　表現促進現象，重篤な疾患，保因者，親族に対する遺伝情報の提供，
　個人情報保護，遺伝学的検査に関するガイドライン

ことが多く，その遺伝学的解析において，患者自身は幼少であり，自身の遺伝子診断に対する是非を判断する能力がないため，その選択は両親に委ねられる。

信州大学医学部附属病院遺伝子診療部において，小児神経疾患に関するケースは多くはないが，自験例を参考に，症例を呈示しながら問題点を明らかにしていきたい。

I. 筋ジストロフィー ─男児の場合

〈ケース1〉6ヵ月の男児が発熱を主訴に近医を受診。採血結果から，AST/ALTの高値を指摘され，肝機能異常が疑われ，乳児肝炎として経過観察されていた。1歳時の採血で筋肉逸脱酵素であるCPKの異常高値を示し，デュシェンヌ型筋ジストロフィー（DMD）[※1]を疑われた。末梢血液を用いたジストロフィン遺伝子解析で遺伝子の欠失を認め，確定診断された。疾患の情報を求めて，両親が当診療部を受診した。

このケースのように，筋ジストロフィーとしての症状が全くない時期に，偶然，血液検査で疑われ診断がつくケースが増えている。CPKが検査項目に入っていない場合，ALT/AST高値から肝機能障害と誤診されるケースがあるため，注意が必要であることはよく知られている。この疾患の確定診断は，以前は侵襲的な検査である筋生検による病理診断が中心であった。CPK異常高値の所見から，患者にとって負担の少ない血液による遺伝学的検査によって診断に結びついたことは，不要な検査を回避することにもなり，患者にとって有益であったと考えることができる。しかし一方で，症状がなく健常者と全く変わらぬ6ヵ月のわが子がDMDといきなり診断され，「12歳までに車いすの生活になります」と宣言されるのである。ご家族が容易に受け入れられないことは想像にかたくない。

この疾患はX連鎖性疾患[※2]であり，X染色体を1本のみもつ男性が発症し，2本もつ女性では原則として発症はしないが，次世代に変異のある遺伝子を引き継ぐ保因者となる可能性をもっている。他に明らかな患者がいない場合，母親が保因者である可能性は2/3である。また，もしこの男性患者に女性同胞（姉や妹）がいる場合，彼女達も保因者である可能性がある。母親に女性同胞がいる場合（患者からみると伯母・叔母），彼女達も保因者である可能性がある。このように，遺伝性疾患が診断された場合，必然的に親族の遺伝情報をも間接的に扱いはじめていることに注意しなければならない。また，X連鎖性疾患の場合，「母親に責

任がある」ような展開になりやすく，十分な配慮が必要である。また，患者の女性同胞の保因者診断が両親の希望により行われることが少なくなかったと考えられるが，小児期の保因者診断は心理的・精神的軋轢が本人のみならず家族にも生じる可能性があり，慎重に対応すべきであり，保因者診断を受ける者が成人になってから，自身で判断していただくことを考慮すべきである。

　いくつかのアンケート調査によると，DMDと早期に診断されたことに対して，家族は必ずしも満足はしていない。その要因の1つとして，医療者から「診断のしっぱなし」で見放されてしまっていると感じている点が挙げられている。医療者側が治療法のない疾患に対する遺伝学的検査を行う際は，検査を行うことによるメリット・デメリット，検査の限界，結果により明らかになることを十分に検討し，また診断がついてからの医療方針，患者あるいは家族に対するバックアップのできる十分な体制をもつ医療機関で行われることが必要である。

II. 筋ジストロフィー　―女児の場合

〈ケース2〉6ヵ月の女児が発熱を主訴に近医を受診。採血結果から，AST/ALTが高値を示し，乳児肝炎として経過観察されていた。1歳時の採血で筋肉逸脱酵素であるCPKの異常高値を示され，筋疾患が疑われた。診断についての説明を求めて，両親が当部を受診。

　このケースはケース1と似ているが，女児の場合である。症状もなく，CPKの異常高値からは，男児であればDMDも疑われる所見である。前述したが，一般にXを2本もつ女性では無症状であるが，時に症状を有する場合もある。あるいは，別の遺伝形式をもつ筋ジストロフィー（肢体型）の可能性もあり，血液検査，臨床症状からの鑑別は困難である。

　どのようなアプローチが適切であろうか。まず，侵襲の少ない末梢血液を用いてのジストロフィン遺伝子の欠失の有無を調べる。もし，欠失が見つからなくてもDMDは否定できず，次に筋生検を行い，免疫組織学的に検査する。その結果によっては，DMD/BMD（ベッカー型筋ジストロフィー）[※1]の可能性は否定され，特殊染色により別のタイプの診断がつく可能性がある。

　では，いつ検査を行うのが適当であろうか。無症状で心電図異常もない女児に対して，いつ，何のために診断を進めていくのが適当であろうか。女児のことだけを考えるならば，フォロー体制を整えていれば診断を急ぐ必要はないのかもし

れない．しかし，両親が次子を考えた時には，女児の診断は両親にとって大きな判断材料になる．

　このケースは，誰のための何を目的とした検査なのかを整理すること，そして，患者および家族がそれを理解し受け入れるには検査の前に時間をかけた十分な検討が必要な場合があることを，医療側は理解すべきであることを示している．

III. ミトコンドリア病

> 〈ケース3〉6歳男児．明らかな家族歴はない．低身長と精神運動発達遅滞を指摘されていた．痙攣発作が出現し，画像所見，血液生化学検査，臨床経過からミトコンドリア病（MELAS）[※3]が疑われた．血液を用いた遺伝学的検査により，ミトコンドリアDNAのA3243Gを認めた．

　ミトコンドリアDNA変異による遺伝形式の特徴は，母系遺伝であること，各細胞に核DNAの遺伝子は2コピーずつあるのに対しミトコンドリアDNAは数百～数千コピーあり，正常と変異ミトコンドリアDNAが一個体内でも組織・臓器により様々な比率で存在する（ヘテロプラスミー）ため，同一家系内でも症状が異なることが挙げられる．

　ミトコンドリアDNAの変異によるミトコンドリア異常症では，欠失の場合を除き，母系遺伝が基本である．これは，X連鎖性疾患と同様に，ミトコンドリアDNA変異も「母親に責任がある」がごとくの展開になりやすいため，十分な配慮が求められる．

　このケースの場合，無症状の母親も患者の同胞も必ず変異ミトコンドリアをもつため，保因者診断のためのミトコンドリアDNA解析は意味がない．もし，末梢血液を用いた検査において変異ミトコンドリアを検出しない，あるいはその比率が低くとも，他の臓器での変異ミトコンドリアの比率を反映していない．よって，無症状の家族に対して遺伝学的検査をしても，ミトコンドリア病を発症するか否か，その重症度を予測することはできず，医療的メリットはない．

　このケースでは，母系の親族，同胞が同時に変異ミトコンドリアに由来する疾患に罹患する可能性が明るみになるため，変異ミトコンドリアにより発症しうる難聴あるいは糖尿病などの症状に対して早期から医療対応を行い，遺伝情報を有効に活用するために，どのようにこの遺伝情報を親族の中で共有していくかを検討する必要がある．

Ⅳ. 先天性筋強直性ジストロフィー

〈ケース4〉生後1ヵ月の男児。出生時から，呼吸障害，全身筋緊張低下，特異顔貌を認め，筋疾患が疑われた。遺伝子解析の結果，DMPK遺伝子のトリプレットリピートの伸長を認め，先天性筋強直性ジストロフィー（先天性DM）と診断された。母親は特に日常生活に支障なく生活していたが，神経内科学的診察によりDMと診断された。

DMは脊髄小脳変性症，ハンチントン病，脆弱X症候群などとともに，責任遺伝子に存在する3塩基の繰り返し配列が伸長することにより発症する疾患である。その特徴として，一般に成人期発症であるが，特にDMの場合は女性罹患者から変異遺伝子を受け継いだ次世代の子孫は，その発症が早期化あるいは重症化する（表現促進現象[※4]）可能性がある。先天性DMの患児の母親は必然的にDM罹患者であり，本ケースのように患児の診断を契機に母親が診断される場合も多い。

本ケースでは，患児の遺伝子診断により，母親が間接的に，治療法がなく予後不良の疾患の発症前診断を余儀なくされることになる。患児の遺伝子診断を行う際には，患児に対する医療的メリットを検討するとともに，母親が罹患者であることが明らかになる可能性を考慮し，家族の心理的支援体制の確立と，遺伝子診断を行うことに対する倫理的討議が必要である（信州大学医学部附属病院遺伝子診療部で作成した「遺伝性神経筋疾患に対する遺伝カウンセリングおよび発症前遺伝子診断の指針」を参考にしていただきたい）。

また，もし次子の出生前診断を希望された場合，様々な問題が起こりうる。次子が非罹患者である可能性は50％，先天性DMあるいはDMに罹患する可能性はそれぞれ20％，30％である。出生前診断は可能であるが，胎児の重症度を正確に決定することは困難である。また，この疾患がいわゆる「重篤な疾患」に当てはまるかどうか，十分な検討が必要である。

Ⅴ. 出生前診断 ── 従姉妹の男児が症候性X連鎖性精神遅滞の場合

〈ケース5〉クライエント（Ⅲ-1）は妊娠12週の成人女性（図❶）。従姉妹（Ⅲ-2）の男児（Ⅳ-2）が重度精神遅滞を伴う症候性X連鎖性精神遅滞に罹患し，遺伝子診断されていることがわかっている。クライエントは出生前診断を希

望している。

　このケースの場合，いくつかの問題点がある。

　第一に，クライエント（Ⅲ-1）の保因者診断のための遺伝子解析には，患者（Ⅳ-2）の遺伝子解析結果が必要であり，その結果を主治医から入手するには，本人あるいは従姉妹（Ⅲ-2）の承諾が必要である．個人情報保護の観点から，承諾を得るのは当然ではあるが，普段連絡を取ることの少ない関係にあり，また患者を育てている従姉妹に対して，自身の出生前診断（その結果によっては，人工妊娠中絶という選択肢もありうる）のために連絡を取ることは両者にとって大きな精神的ストレスになることが想像される．患者の遺伝子診断を行う際に，「親族に対する遺伝情報の提供」について，その可能性や具体的な方法を検討しておく必要がある．

　第二に，もしクライエントが保因者であることが診断されれば，クライエントの母親（Ⅱ-1）と祖母（Ⅰ-2），患者の母親（Ⅲ-2），およびその母親（Ⅱ-3）が必然的に保因者であることが，本人の知らないところで診断されることになる．また，この場合（Ⅰ-2が保因者であることがわかった場合），保因者である可能性のある女性（Ⅱ-2）に対して，その情報を伝えるべきか否かという問題が起こる．家族性腫瘍の場合なら健康管理に役立つ情報でありうるが，このケースの場合，今まで何も知らずに健康に過ごしてきた女性が「保因者である（あるかもしれない）」という情報は，本人の健康管理には役に立たず，不安を引き起こすのみである．しかし，今後の妊娠・出産などの生活設計においては，考慮すべき一要因となるかもしれない．では，いつの時点で，どのような形で情報を共有すること

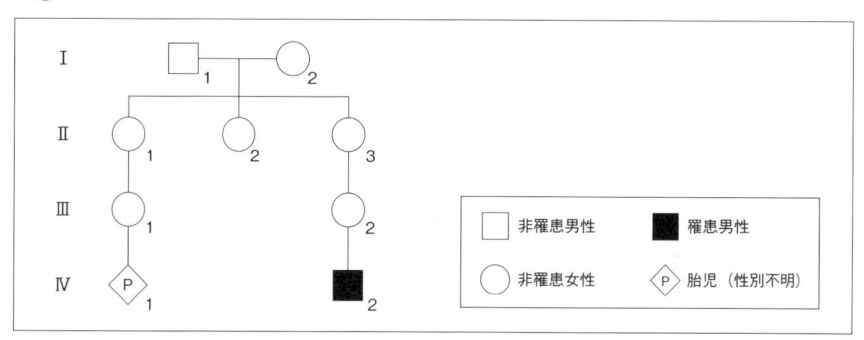

図❶

が適当であろうか。

　第三に，そもそも症候性X連鎖精神遅滞は出生前診断の対象となりうる「重篤な疾患」であるかという根本的な問題もある。出生前診断は，その結果により人工妊娠中絶につながる可能性があり，様々な倫理的問題が含まれ，慎重な対応が必要である。人類遺伝学会など10学会による「遺伝学的検査に関するガイドライン」に出生前診断について記載があるので遵守されるべきである。しかし，当事者でなければ計りしれない苦労があることは容易に想像され，ご家族の考える「重篤な疾患」と医療者が考えるそれとは必ずしも一致せず，「重篤」の定義は難しい。ご家族の意向を尊重しながら，時間をかけた十分な討議が必要であり，これは小児神経専門医が単独で判断するのではなく，臨床遺伝専門医を含むチームとして取り組むべきである。

Ⅵ. 保因者診断　―兄弟が精神遅滞の場合

〈ケース6〉クライエントは結婚を控えた成人女性。クライエントは施設で暮らす2人の精神遅滞の男性患者を兄弟にもつ。自分の子どもに対する遺伝性を心配している。

　精神遅滞は小児神経領域で重要な病態の1つである。一般に遺伝子変異解析の結果は，変異をもつか否かであり，非常に強力な診断手段であることは疑いない。しかし，本ケースに提示した「精神遅滞」は人口の3％程度にみられる頻度の高い病態であり，その原因は遺伝的要因から環境的要因まで様々であり，多くの場合，治療法もないのが現状である。近年，精神遅滞の分子遺伝学的研究が進み，多くの責任遺伝子が同定されている。同胞，特に男性のみに複数の精神遅滞の患者を認めた場合，その80％はX染色体に責任遺伝子があるX連鎖精神遅滞と考えられ，母親が保因者である可能性が高い。本ケースは，患者の女性同胞は保因者である可能性があり，次世代の再発率を求めて当部を訪れたケースである。精神遅滞以外に症状のない非特異的精神遅滞の責任遺伝子はX染色体上に20個以上同定されているが，頻度の高い脆弱X症候群の責任遺伝子 *FMR1* 遺伝子以外は，臨床レベルでは調べることはできない。研究レベルで行うことができたとしても，それぞれの責任遺伝子が関与する頻度は数％以下と考えられ，精神遅滞の原因を明らかにすることは現実的ではない。このケースの場合，常染色体劣性遺伝の可能性もある。この場合，女性同胞の次世代の再発率はほとんど無視でき

る（一般女性と同程度）。しかし，X連鎖性でかつクライエントが保因者の場合，女性なら健常者，男性なら1/2の確率で患者である可能性がある。近年，通常の染色体検査では診断できない微細な染色体構造異常が精神遅滞の原因として頻度が高いことが知られているが，この検査も日本ではまだ研究レベルである。遺伝カウンセリングの場で，非常に曖昧な情報しか提供できない中で，クライエントが自分の方向性を決めていかなくてはならないケースは少なくない。しかし今後，日本国内での検査体制の確立により，より正確な情報を提供できることが期待される。

VII. 次子の再発危険率 ― 第1子が自閉症の場合

〈ケース7〉自閉症と診断された3歳の男児の両親が，次子の再発危険率を求めて，当部を受診された。

　自閉症を含む広汎性発達障害の疾患概念は幅広く，その病態は様々であり，遺伝要因が強いことが知られているが，その原因はまだほとんどわかっていない。自閉症関連疾患の頻度は0.2〜0.5％程度と考えられ，患者が1人の場合，次子の再発危険率は2〜6％，すなわち一般の10倍のリスクとなることが知られている。この数字は，ご両親にとって，どれくらいの意味を提供することができるのであろうか。ケース6と同様に，非常に曖昧な情報しか提供できない中で，遺伝カウンセリングを進めていかなければならないケースは少なくない。

おわりに

　小児神経領域の疾患では，小児の精神運動発達に関わる疾患が多く，残念ながら，その多くは根本的な治療法がないのが現実である。臨床診断がつく場合，治療法がなければそれ以上遺伝子診断をしても医療的メリットがないとする立場もある。また，小児，特に患者の同胞に対する遺伝子解析の場合，発症前診断に結びつくこともあり，医療的メリットが明らかでないならば親の判断で行うべきではないという立場もあるかもしれない。

　小児神経領域の疾患の場合，例えば「精神遅滞」といった診断名は病態名であり，その原因が細胞あるいは分子遺伝学的解析により初めて明らかにされる疾患も少なくない。小児神経科医の立場としては，「精神遅滞は治らない病気」なのではなく，「原因がわからないから，治療法がわからない病態」であり，今後の

研究進展により病態が明らかになることによる科学的根拠に基づいた療育・治療法の開発を期待したい。

現在は，遺伝情報をいかに医療に結びつけるか，その体制を整える過渡期といえる。そのためには，症例のデータベース化，公的機関による患者検体の保管と研究機関への供給，日本国内における遺伝子解析体制の充実，診断体制の確立による疾患の情報の患者・家族への還元といった基礎研究および臨床研究の進展と同時に，遺伝子診断前後における長期的な患者および家族に対する医師以外の専門職（遺伝看護師，認定遺伝カウンセラー，臨床心理士など）による心理的・精神的支援体制の充実した遺伝カウンセリングが求められる。

❖ **用語解説** ❖

1. デュシェンヌ型筋ジストロフィー（DMD）・ベッカー型筋ジストロフィー（BMD）：両者とも，X染色体上にあるジストロフィン遺伝子の異常により発症し，進行性に筋肉が壊れ，筋力低下が進行する疾患。出生男児の3500人に1人の割合で発症する。DMDでは，乳児期は症状は明らかではないが，1歳を過ぎ，歩きはじめる頃から歩行の異常などの筋力低下症状で発症し，12歳頃までに歩行困難になり，30歳頃までに呼吸不全や心不全で一生を終える場合が多い。BMDは軽症型である。

2. X連鎖性疾患：デュシェンヌ・ベッカー型筋ジストロフィーや血友病の遺伝形式。通常，46本の染色体のうち44本は常染色体，2本は性染色体であり，男性はX染色体とY染色体を1本ずつ，女性は2本のX染色体の性染色体をもつ。X染色体に存在する遺伝子の変異により発症する疾患の多くは，男性では発症するが，女性では2本のうちの一方の染色体の遺伝子は正常に働くので発症せず，保因者と呼ばれる。保因者女性から生まれる男児は50％の確率で発症する。女児の場合は全員健康ではあるが，50％の確率で母親同様に保因者となる。ただし，女性保因者も男性患者に比べると軽症ではあるが発症する可能性がある。

3. ミトコンドリア病：ヒトの細胞の遺伝子は，核内にある遺伝子（核DNA）と細胞内小器官の1つであるミトコンドリア内の遺伝子（ミトコンドリアDNA）からなる。ミトコンドリアの重要な機能の1つはエネルギー産生であり，ミトコンドリア機能異常により全身の臓器に障害が起きるが，特に脳や筋肉が冒されやすい。体細胞のミトコンドリアDNAはすべて受精卵の卵子由来である。ミトコンドリア病は，核DNAの異常とミトコンドリアDNAの異常の両方が原因となりうるが，後者の場合，一部を除き母系遺伝する。

4. 表現促進現象：優性遺伝形式を示す疾患で，世代を経るごとに発症が若年化し，重症化する現象。トリプレットリピート病疾患の特徴の1つであり，責任遺伝子の3塩基

繰り返し配列が伸長することにより不安定さを獲得し，次世代でより伸長するために起こる．脆弱X症候群や筋強直性ジストロフィーでは母親から，ハンチントン病では父親から伝わる時に，伸長が起こりやすい．

◆ 参考文献 ◆
1) 福嶋義光：小児神経疾患と遺伝カウンセリング，脳と発達 35, 285-291, 2003.

和田　敬仁	
1990年	北海道大学医学部卒業，北海道大学医学部小児科教室に入局
1991年	市立旭川病院小児科で研修
1993年	函館中央病院小児科で研修
1994年	神奈川県立こども医療センター神経内科で研修
1996年	北海道大学医学部附属病院小児科で研究，臨床に従事
2000年	英国オックスフォード Weatherall Institute of Molecular Medicine (Gibbons 博士の下で ATR-X 症候群に関する研究に従事。～2002年)
2001年	北海道大学大学院修了
2002年	信州大学医学部社会予防医学講座遺伝医学分野助手

ATR-X 症候群を中心とした，エピジェネティクスと精神遅滞に関する研究を行っている．

第2部　各論：遺伝医療の現場から　〈1〉遺伝医療の各領域から

3. 遺伝性・家族性腫瘍と共に生きること

片井　みゆき

　遺伝性・家族性腫瘍は，遺伝的に腫瘍が起きやすくなり，家系内で同じ腫瘍をもつ人が複数いる疾患である。
　遺伝性・家族性腫瘍の当事者や家族が経験する状況には，腫瘍（癌を含む）という言葉が与えるダメージ，成人発症する場合が多いこと，散発性腫瘍より若年で発症する傾向にあること，腫瘍が多発する傾向にあること，家族に遺伝する可能性があること，患者数が少ないことなど，他の疾患や散発性腫瘍とは異なった側面がある。遺伝カウンセリングや治療を行う中で，当事者がこれらの状況を「受容」し，遺伝性・家族性腫瘍と「共に生きていく」ことが可能である。
　しかしながら，遺伝性・家族性腫瘍に付随する社会的な問題として，偏見や差別が生じる可能性，遺伝子検査の貢献と問題点，保険加入の問題，経済的な負担，家族スクリーニングに対する主導権の問題，家族内での葛藤などが挙げられる。これらに対し，倫理・法・社会的なコンセンサスが確立されていくことが課題である。
　今後，遺伝性疾患に携わる医療者や研究者と倫理・法・社会に関わる専門家が連携し，遺伝性疾患と共に生きていく方々が直面する様々な問題に対して，社会全体として取り組んでいくことが望まれる。

はじめに

　遺伝性疾患には様々なものがあるが，ここでは「遺伝性腫瘍」あるいは「家族性腫瘍」と呼ばれ，遺伝的に腫瘍が起きやすくなり，家系内で腫瘍をもつ人が集積している疾患について取り上げたい。本書は，様々な遺伝性疾患の倫理・法・社会的側面に焦点を当てたものだが，ここでは，遺伝性・家族性腫瘍について，

キーワード

遺伝性腫瘍，家族性腫瘍，癌，共に生きる

これらの側面を共に考えてみたいと思う。

　私自身は，臨床遺伝専門医かつ内分泌代謝科（内科）専門医として，これまで，主に「家族性内分泌腫瘍症1型（MEN1）」をもつ方々およびそのご家族に対して，遺伝カウンセリングや治療に携わってきた。遺伝性・家族性腫瘍の方々と医療者との付き合いは，患者さん1人との付き合いではなく，家族や親戚ぐるみの付き合いとなることが多い。私自身も数々のMEN1家系の方々と接するなか，長い方では18年を超えるお付き合いとなっている。一家（一族）の冠婚葬祭といった面も含め，病状の悪化，繰り返される手術や治療，死，悲しみ，再生，出会い，新しい命の誕生……といったMEN1を巡る家族の物語（narrative）を，時には遺伝カウンセリング担当者として，あるいは治療者として，主治医として，傍らから見守ってきた年月であった。MEN1に限らず遺伝性・家族性腫瘍に携わる多くの医療者がそういう状況であろうと思う。

　私自身，医師としてはいささか若輩の身であり僭越なことではあるが，これらの経験から得られたことを，拙い筆ながら紹介したい。これらを共有することで，読者の方々に，遺伝性・家族性腫瘍の倫理・法・社会的側面を考えていただく機会が提供できればと思う。本文中引用した事例や言葉は，プライバシー保護のために，経験に基づいたフィクションとした。特定の個人をさしているものではないことをお断りしておく。

　私達，遺伝性・家族性腫瘍に携わる医療者でも，日常診療において，それ以外の疾患の方々の診療にもあたっていることが多いと思う。そのなかで思うことは，やはり「遺伝性・家族性腫瘍」の方々が経験する状況は，他の疾患や腫瘍の方々とは「違った側面」があるということだ。

　以下，遺伝性・家族性腫瘍がもつ独自の側面について考察したい。

Ⅰ. どんな疾患を扱う領域か

1.「遺伝性腫瘍」と「家族性腫瘍」

　遺伝性・家族性腫瘍に関して，以下の点に言及しておきたい。遺伝性腫瘍と家族性腫瘍という言葉の用い方についてである。これらはほぼ同義的に用いられることが多い。しかし，家族性腫瘍という言葉は，より広義な意味合いを含むことがある。すなわち，遺伝的要因以外にも家族が共有する環境などの要因が腫瘍発生に関連し，家族内に腫瘍が発生しているような場合である[1]。遺伝的要因が原因となって家族内に腫瘍が起きやすい疾患を狭義の家族性腫瘍とし，これを遺伝

性腫瘍とほぼ同義と扱い，以下では遺伝性・家族性腫瘍という言葉で両者を総称する．

2.「単発性腫瘍」と「遺伝性・家族性腫瘍」

腫瘍（neoplasm）とは，身体の中の細胞が，自律的に合目的性なく過剰に増殖した状態と定義されるが，その過程で何らかの遺伝子の変化が関与している．腫瘍は良性と悪性とに分けられる．悪性腫瘍は癌とも呼ばれ，腫瘍細胞が無制限に増殖を行い，転移や浸潤などを起こす．

腫瘍全体の発生率をみると，そのほとんどは，単発で発生する腫瘍（散発性腫瘍）である．すなわち，通常，腫瘍や癌といわれるものの大部分は単発性である．しかし，紛らわしいのは，すべての腫瘍の発生には何らかの遺伝子変異が関与しており，単発で発生する腫瘍の場合でも広い意味での「遺伝病」の範疇に入ることである．正確には，単発性腫瘍（癌）は「体細胞遺伝病」と呼ばれ，体のごく一部の細胞だけに遺伝子変化（体細胞変異）が起き，それが腫瘍発生の原因になっている．しかし，生殖細胞系列に変異はないので，通常は腫瘍が次の世代（子ども）に遺伝することはない．

一方，「遺伝性・家族性腫瘍」とは，家族性癌などの次世代に伝わるような腫瘍をさし，家族内に腫瘍や癌が集積している．具体的には腫瘍発生に関連する遺伝子に変異があり，腫瘍を起こしやすくする遺伝子の場合はそのスイッチが入った状態，腫瘍を起こしにくくする遺伝子（腫瘍抑制遺伝子）の場合はその働きが低下している状態となっている．腫瘍抑制遺伝子に関しては，転写調節性，DNA修復性，細胞膜・細胞骨格関連性の3種類が知られている．遺伝性・家族性腫瘍の特徴として，常染色体優性遺伝形式（次世代の発症率は50％）をとることが多く，単発の腫瘍と比べより若年で発症すること，多発性（腫瘍が2個以上発生する）の頻度がより高いことなどが挙げられる．遺伝性腫瘍（癌）といわれる疾患を表❶に示す．

II. 当該領域の医療の特徴について

上で述べた遺伝性・家族性腫瘍の特徴からして，やはり「遺伝性・家族性腫瘍」の方々が経験する状況は，他の疾患や腫瘍の方々とは「異なった側面」がある．

遺伝性・家族性腫瘍がもつ独自の側面について考察したい．以下に記す内容は，特に当事者や家族において，自分が遺伝性・家族性腫瘍の家系であることを知った直後からそれを受容するまでの間に陥りやすい心理的状況を描出した．

表❶　主な家族性腫瘍

病名	原因遺伝子	遺伝形式	主な関連腫瘍
家族性乳癌	BRCA1, BRCA2	常染色体優性	乳癌, 卵巣癌
家族性大腸ポリポーシス	APC	常染色体優性	大腸癌
遺伝性非腺腫性大腸癌	MSH2, MLH1, MSH6 など	常染色体優性	大腸癌, 子宮内膜癌
多発性内分泌腫瘍症1型	MEN1	常染色体優性	副甲状腺過形成, 下垂体腫瘍, 膵腫瘍
多発性内分泌腫瘍症2型	RET	常染色体優性	甲状腺髄様癌, 褐色細胞腫
リ・フラウメニ症候群	TP53, CHEK2	常染色体優性	骨肉腫, 乳癌, 軟部腫瘍, 脳腫瘍
神経線維腫症1型	NF1	常染色体優性	神経線維腫, 線維肉腫
フォンヒッペル-リンドウ病	VHL	常染色体優性	網膜・小脳血管芽腫, 腎癌
網膜芽細胞腫	RB1	常染色体優性	網膜芽細胞腫, 骨肉腫
多発性外骨腫	EXT1, EXT2	常染色体優性	外骨腫, 軟骨肉腫
色素性乾皮症	XPA, XPB, XPC, XPD など	常染色体劣性	皮膚癌
ファンコニ貧血	FAA, FAC	常染色体劣性	白血病, リンパ腫, 肝癌

1. 腫瘍（癌を含む）という言葉が与える衝撃

近年, 医学の進歩により, 癌の治癒率は格段に向上している。とはいえ現在でも, 多くの人は「腫瘍」や「癌」という言葉に, 独特の響きを感じることが多い。時に「死」を連想させるそれらの言葉は, 本人や家族の心を漠然とした不安や恐怖, 暗澹たる思いで満たす可能性が高い。特に告知された当初や病状が悪化した時には, その傾向が強くなる。

2. 遺伝性・家族性腫瘍は成人発症することが多い

成人期発症の場合, すでにその人の生活, 人生がある程度出来上がっていたところへ, 突然, 自分が遺伝性の疾患であることがわかるという状況になる。特に発端者の場合は, 全く心の準備がないところに, 「ある日突然, 自分の人生にふりかかってきた」という形で, 疾患に直面することが多い。

3. 遺伝性・家族性腫瘍は, 散発性腫瘍に比べより若年で発症する

この傾向が, 当事者や家族に及ぼす影響も見逃せない。周囲の同年代の友人達は病気や病院とは無縁な, 若さと健康に満ち溢れた年代であるかもしれない。「どうして自分だけが……」といった思いを経験することが少なくない。また, 進学や就職, 結婚, 挙児などを控えた年代であることも多く, 自分に腫瘍が発症する（している）ことで, 将来に対する不安や絶望感, 諦め, 葛藤を抱きやすく, 突然, 路頭に迷ったような感覚に陥りやすい。

4. 遺伝性・家族性腫瘍は多発する傾向がある

　医学的に多発という場合は2個以上の発生をさすが，同じ臓器であれば治療しても再び腫瘍が発生する可能性がより高く，疾患によっては複数の臓器に腫瘍を生じる可能性がある。腫瘍の治療には，手術療法，薬物療法，放射線療法などがあり，疾患や病期（ステージ）の違い，転移の有無などによって，治療法が選択される。いずれの治療法もそれなりの侵襲があり，楽な治療とは言えないことも多い。多発するということは，一度この治療を乗り越えても，いずれまた行わなくてはならないということだ。それが，何度になるのか医療者にも明言できないことがままある。人間誰しも，何か困難にぶつかった時，辛くてもこれさえ乗り越えれば楽になれるといった思いが困難を乗り越えるためのモチベーションになることも多い。しかし，多発する腫瘍に対しての治療は，ある意味，ゴールの見えない戦いともいえ，これが遺伝性・家族性腫瘍と共に生きる人たちに精神的苦痛を加えることにもなる。

5. 腫瘍ができやすい体質が愛する自分の家族（血縁者）に「遺伝」する

　これは当事者にとって，とりわけ大きな心の負担となりうる。自分に腫瘍（癌）が見つかった，治療後もまた繰り返すかもしれないというだけで衝撃を受けるには十分な状況であろう。それに加えて，自分だけでなくこれが自分の子どもたちにも遺伝していくかもしれないという現実は，当事者をしばしば打ちのめす。すでに子どもがいる場合は，自分が遺伝性腫瘍をもつことを知らずに，子どもをもったことに対しての自責の念に駆り立てられ，「子どもや配偶者に申し訳ない」という感情を抱きやすい。時には周囲に心を閉ざしたり，家族内で自ら孤立する場合も見受けられる。まだ子どもがいない場合は，子どもをもつべきかどうかという迷いが生じるかもしれない。一方，子どもの側としては，親からもらったという思いから，親に対しての無意識の「怒り」の感情を抱くこともある。例えば，「お父さん（あるいはお母さん）のせいで，自分も病気になった」といった思いである。特に，発症初期の段階，精神的自立ができていない時期の発症，病気の受容ができていない時などに，より現れやすい傾向がある。

6. 「あまりない病気」という扱いを受けやすい

　単発性腫瘍に比べ，遺伝性腫瘍の患者の絶対数は圧倒的に少ないことから，「まれな病気」，「珍しい病気」として扱われることがしばしばある問題だ。これは医療者側の対応の問題でもあるが，このような言葉を悪気なく発する一般の医療者が少なくない。このような医療者は単に医学的事実を述べたまでか，あるいは比

較的珍しい症例の治療を自分が受け持つという気持ちからか，こういった言葉をつい口にしがちである．もっとも臨床遺伝専門医は，研修のなかで言葉の使い方も含めトレーニングを受けるので，このような言葉を安易に言う人は少ないだろう．考えてもみてほしい．「あなたはとても珍しいまれな病気です」と言われ，嬉しい気持ちになる人はいるのだろうか？　医療者が発したこのような言葉から，不安や困惑の気持ちが倍増し，どうしてそんな病気にこの自分がかかってしまったのだろうという思いでいっぱいになることが多い．遺伝カウンセリングに訪れた方からは，前医で「これまで自分が一度もみたことがない病気と言われ，とても傷ついた」，「この病気の人は，この地域ではおそらくあなたが初めてと言われ，とても不安になった」といった声がしばしば聞かれる．なかには，非常に遠隔地から相談に訪れる方もいて，このような言葉がいかに人を不安にするかが窺われる．

　これまで述べてきた点は，遺伝カウンセリングや治療を行うなかで，徐々に自分が遺伝性・家族性腫瘍をもつ状況を受け止め，上記の特殊性も含め「受容」していくことで，最終的には遺伝性・家族性腫瘍と「共に生きていく」という気持ちや境地に達することが可能ではある．

> 〈ケース1〉25歳 女性．「最初は，同じ病気の母を恨みもし，自分の運命を呪いもした．また，自分の中で「遺伝性腫瘍」ということに対する偏見みたいなものがとても強かった．でも，この数年間，何度も遺伝カウンセリングを受け，検査や治療を行うなかでね，もっと自然にこの病気と一緒に生きていこうって思えるようになった．いつの間にか肩の力がすうっと抜けていたというか，今はそんな感じになってきている．」

　上記で6番目に述べた，患者の絶対数がそう多くない点に関しては，医療者の啓発，情報交換も含めた取り組みが必要である．これまで長年，遺伝性・家族性腫瘍に携わってきた医療者や患者の方々のご尽力によって，現在，日本家族性腫瘍学会などを通した医療者間，医療者-患者間のネットワークが形成され，また一般医療者や患者さんも対象にした情報提供の場としてのインターネット活用がなされている．遺伝性腫瘍も含め遺伝性疾患に対する情報提供サイトとしては，「Genetopia」，「いでんネット」，「GENE Reviews Japan」などがある．また，遺伝性・家族性腫瘍の患者会の結成やニューズレターの発行などが疾患によっては

行われており，同じ疾患をもつ患者同士のコミュニケーションの場が提供されている。また最近では，疾患を超えて遺伝性・家族性腫瘍の患者や家族が交流する企画などもなされている。

　遺伝性・家族性腫瘍と直面した場合，自身の病状についての心配と共に，これら複数の事柄への影響，心配，懸念がほぼ同時に多発的に生じることが多い。このような状況に置かれている当事者やその家族に対して，腫瘍の精査・治療，家族スクリーニングを含め「好ましい行動変容」を促していくことが，遺伝医療の目的の1つともいえる[2]。現在では，遺伝カウンセリングを行う専門資格として臨床遺伝専門医制度が設けられ，従来の診療とは別の時間を取り対応するようにもなってきている。臨床主治医，臨床遺伝専門医，看護師，臨床心理士などそれぞれ立場の異なるスタッフが連携し，チームとして遺伝医療にあたることが理想的であり，遺伝子診療部という専門の部署が各地で立ち上げられている。

〈ケース2〉50歳 男性。「先生，人生というものは時に針の先ほどの小さな偶然で変わるものですね。今になって思うと，もしあの時この病院に来ていなければ，遺伝カウンセリングを受けることもなかったし，今の自分はなかったと思うわけです。ここに来るまで，自分は家族性腫瘍という病気がどうしても受け入れられなかった。病院へ行くのもすっかり嫌になって実際行っていなかったんです。あの時，どうしてこの病院へは来る気になったのか，今思うと神様が仕向けてくれた偶然とも思えるわけです。ここに来たから，結果的に遺伝カウンセリングを勧めてもらうことになり，やっと治療を受ける気にもなった。もし，あのまま意固地になっていたら，自分は今生きてすらいなかったと思います。」

III. 社会的問題（倫理的・法的問題を含む）として考えられること

　これまで遺伝性・家族性腫瘍をもつ人々が経験する，疾患のもつ特異性からの悩みを述べてきた。ここでは，付随する社会的な問題から，さらに悩みが深くなる可能性があることについて触れたい。

1. 偏見や差別が生じる可能性

　遺伝性疾患に対する社会的な偏見や無知が存在する場合，遺伝性疾患をもつ人の進学や就職，結婚などに際しての差別が生じかねない。従来，より狭い（閉じ

た）コミュニティーほどその傾向が強いようだ。誰も好き好んで病気になる人などはいない。人間の叡智に基づいて，こうした偏見や差別をなくしていくための社会的啓発が必要である。遺伝子変異は特殊なことではなく，人間誰しもが何らかの遺伝子変異をもっているという事実を共有していくことも重要である。また，遺伝性疾患を一般の人にも向けて啓発する目的で，信州大学附属病院遺伝子診療部「劇団 GENETOPIA」によるドラマ作成が行われている。3作目に遺伝性・家族性腫瘍をテーマにしたドラマが制作され，DVD 化し遺伝医療・教育に関わる方へ配布されている（問い合わせ：信州大学医学部附属病院遺伝子診療部／TEL 0263-37-2618）。

2. 遺伝子検査の貢献と問題点

近年，遺伝子検査を含めた早期診断が可能になったことで，発症前でも保因者であることが判明しうるようになった。これは早期治療に役立つ一方で，発症前から疾患に関して悩む可能性も生じる[3]。遺伝性疾患のスクリーニング方法は，臨床診断（身体所見，一般の血液検査，画像検査など）と遺伝子診断に大別される。臨床診断はすでに発症しているかどうか（発症者）の判定は可能だが，未発症の保因者は同定できない。遺伝子検査を併用することによって，発症者の確定診断，未発症保因者の発症前診断，非保因者を同定することが可能になる。しかし，特に未発症保因者の発症前診断に関しては，保険加入，進学，就職などの社会的状況への影響も考慮に入れて，各疾患，ケースごとに十分検討し行われるべきである。いずれの場合でも，遺伝情報管理の徹底と共に，遺伝子検査前後の十分な遺伝カウンセリングが必要となる[4]。

3. 保険加入の問題

この問題に関しては，発症前遺伝子検査が可能になったことで複雑になった。今後医療的な面と併せ，倫理・法・社会的側面も含めて議論されていくべきである。未発症者は従来ならば保険加入できたわけだが，遺伝子検査を発症前に行って未発症保因者であることが判明した場合は，保険加入時に遺伝性疾患を告知する必要が生じてくると解釈されるのかどうか？　現状では各保険会社の判断に委ねられている。実際問題としては，初回のスクリーニングを行う前に保険に加入しているかどうかを確認するべきかもしれない。保険会社は民間企業が主ではあるが，今後，営利目的などで遺伝性疾患に対する行き過ぎた差別などが生じないように公正さを保つことが望まれる。

4. 経済的な負担の問題

　現在，遺伝性・家族性腫瘍に対する医療費などの公的補助はほとんどない。その背景には患者数が少なく患者会などの外へ向けた力が弱いこともあるのかもしれない。病状によっては仕事を休まざるをえず，家計を支えている立場の人は家計への影響，また今後の雇用状況への影響も心配の１つになるかもしれない。

5. 家族スクリーニングに対する主導権の問題

　遺伝性・家族性腫瘍は，常染色体優性遺伝形式をとることが多く，発症者の子どもの場合，発症率は50％である。医療者が親族の中で発症する可能性がある人を指摘し，発端者を通じて連絡してもらうことが通例である。しかし，発端者が自分の病状で精一杯だったり，子どもへ対する強い罪悪感や自責感から，子どもの検査に積極的になれないケースを経験する。また，疎遠な親族に連絡を取りたくないというケースもしばしば経験する。ここで医療者としては，発端者を通してのアプローチゆえのジレンマを感じる場合がある。例えば子どもが発症年齢に達している状況で，「子ども自身の疾患について知る権利」と「親である発端者の意向」が対立するような場合は，医療者としては発端者を飛び越えて直接知らせるべきかどうか悩む。特に子どもが成人の場合で発端者の配偶者は子どもの検査を希望している場合などは一層である。WHOのレビューでは，その方法もやむをえないものとして書かれてはいるが，実際にこれを行った場合には，主治医と患者間の信頼関係は崩れるだろう。

6. 家族内の葛藤

　同じ遺伝性・家族性腫瘍に属していても，発端者，配偶者，子どもたち，両親などそれぞれの立場によって，疾患に対するとらえ方や思いが異なる。それぞれの立場の者が，それぞれの立場による悩みを抱え，時には各自が自分を責める感情にとらわれている状況にしばしば遭遇する。家族スクリーニングで，非保因者（自分は発症しない）と判明した者が，保因者（発症する家族）に対して罪悪感を覚える（Survivor's guilt）という状況もある[5]。

　そのような場合，両親がもっている「くじ」の中から，自分が病気にならないくじを引いてしまったために，病気になるくじが他の兄弟姉妹のほうへ行ってしまったというようなイメージでとらえていることがある。この「くじ」の喩えで言うならば，常染色体優性遺伝の場合，病気になるくじ，ならないくじがそれぞれ半々で混じっている束の中から，それぞれの子どもが毎回，１本ずつくじを引いて生まれて来たといったイメージになるのだろう。つまり上の子が病気になら

ないくじを引くと，下の子には病気のくじが行く確率が高くなるということにはならないわけなのだが。いずれにしても，遺伝性疾患に関わる者としては，当事者がしばしばそういった思いにとらわれている可能性があることを理解しておくことが大切である。

また，Survivor's guilt には家庭内保因者間の連帯からの阻害感や，将来病む身内を自分がケアしなければならないのではないかという不安などが背景となっている場合があることも指摘されている。

おわりに

遺伝性疾患には，これまで述べてきた様々なジレンマが内在している。現在，教育や啓発活動の成果で，遺伝性疾患に対する忌まわしい病といったイメージは過去のものとなりつつあることを願う。ヒトの全遺伝情報の解読が終了し，ポストシークエンス時代を迎えた現在，私達が手に入れたものは何だったのだろう。遺伝情報の解明や遺伝子工学の技術的進歩だけではなく，おそらく同じくらい「進歩」が必要なのは「人間としての叡智」だと考える。私達は新しく手に入れた知識や情報，技術と共に，それを使いこなすのにふさわしい叡智，すなわち倫理・法・社会的コンセンサスも確立していかなければならない。これは，今後の大きな課題である。

遺伝性・家族性腫瘍と共に生きていく人々の診療を担当するなか，その状況を理解し，本人および家族が「遺伝性疾患と共に生きること」をよりポジティブな方向へとらえていけるように手助けしていきたいと願う。そして将来的には，「遺伝性疾患でよかったね。だって早期診断・治療ができるわけだし，人生において疾病に関するライフプランニングが立てやすいものね」と言えるような時代が来ることを祈っている。

そのためには，遺伝性疾患に携わる医療者や研究者，教育者だけではなく，倫理・法・社会に関わる専門家の方々が連携し，遺伝性疾患と共に生きていく方々が直面する様々な問題に対して，社会全体で取り組んでいくことが切に望まれる。

◆ 参考文献 ◆

1) Knudson AG : Hereditary predisposition to cancer. Annals of the New York Academy of Sciences 833, 58-67, 1997.

2) 千代豪昭：クライエントの「好ましい行動変容」を促すために，遺伝カウンセリング面接の理論と技術，20-26, 医学書院, 2000.
3) 櫻井晃洋，片井みゆき：遺伝子講座 No.8 遺伝子診断 – 臨床への貢献とその問題点 –, 信州医学雑誌 43, 561-562, 1995.
4) 片井みゆき：成人期発症の遺伝病，遺伝相談と心理臨床，116-122, 金剛出版, 2005.
5) 片井みゆき，櫻井晃洋，福嶋義光：家族性腫瘍の遺伝子診断をめぐる諸問題，癌と化学療法 29, 502-507, 2002.

片井　みゆき	
1989 年	信州大学医学部医学科卒業
1993 年	信州大学大学院医学研究科（内科系）修了
	信州大学医学部附属病院老年科（内分泌内科）
1998 年	米国ハーバード大学医学部研究員（マサチューセッツ総合病院神経内分泌部門）
1999 年	同上（ジョスリン糖尿病センター）
2001 年	信州大学医学部附属病院加齢総合診療科・内分泌代謝内科 / 遺伝子診療部
2005 年	信州大学医学部医学教育センター委嘱講師（併任）
2006 年	信州大学医学部附属病院地域医療人育成センター（併任）

4. 遺伝性神経難病

中村　昭則

> 神経疾患は有効な治療法がない疾患が多いうえ，多くの遺伝性疾患が含まれているが，精力的な研究により診断法の確立や病態の解明が急速に進歩してきている。一方で，発症前診断および出生前診断が技術的には可能になってきたことから，種々の社会的・倫理的・法的問題が生じることにもなった。今回は遺伝性神経難病の中でも発症頻度が高く，信州大学医学部附属病院遺伝子診療部で多く扱われた，筋緊張性ジストロフィーおよび遺伝性脊髄小脳変性症の自験例を取り上げて，発症前診断の問題点について述べる。

はじめに

本稿では，遺伝医療の場で遭遇することの多い遺伝性神経難病として，筋緊張性ジストロフィー，遺伝性脊髄小脳変性症の2疾患を取り上げる。筋緊張性ジストロフィーは成人発症の遺伝性筋疾患として最も頻度が高いが，先天型もみられるなど表現型が多様であり，発症前および出生前診断を目的に遺伝カウンセリングを受けるケースが少なくない。また，遺伝性脊髄小脳変性症も原因は多岐にわたるが，ほとんどが成人発症であり，発症前診断が問題になるケースが多い。この2疾患について，遺伝カウンセリングにおける発症前および出生前診断の問題点について概説する。

I. 筋緊張性ジストロフィー（myotonic dystrophy：DM1）

1. 家系内未発症者の場合

〈ケース1〉クライエントは31歳・女性（図❶）。単身で来院した。母親が54

キーワード

遺伝性神経難病，筋緊張性ジストロフィー，遺伝性脊髄小脳変性症，発症前診断，出生前診断，トリプレットリピート病，ポリグルタミン病

> 歳の時に DM1 と診断され，遺伝性であることを父親から聞かされた。2年前に結婚したが，夫は母親や姉の病気のことや遺伝性であることを知ったうえで結婚した。そろそろ子どもがほしいと思っており，発症前診断についても考えはじめた。夫は自分の気のすむようにやればよいと言っている。もし自分も発病するとしたら，子どもはあきらめたい。発病するかも……と思いながら生きていくのはつらい。母親には「遺伝子検査を受けてほしい」とは言えない，と話す。神経学的には明らかな筋萎縮，筋力低下，ミオトニアはみられなかった。

　DM1 は，常染色体優性遺伝病であり，50%の確率で遺伝子変異[※1]を受け継ぐ。浸透率[※2]はほぼ100%である。成人発症（成人型あるいは古典型）の場合は，筋力低下やミオトニア（筋強直あるいは筋硬直），白内障，内分泌・代謝異常（糖尿病，高脂血症，性腺機能不全など），不整脈や心電図異常を認める。先天型はより重症で，新生児期の筋緊張低下，顔面筋麻痺，呼吸不全，中等度の精神運動発達遅滞を示す。白内障，糖尿病，高脂血症は治療により改善が期待できる。呼吸不全，呼吸器感染症，不整脈，悪性腫瘍が死因となるが，適切な診療により寿命や quality of daily life（QOL）を改善することが可能である。本疾患の特徴として，世代を経るにしたがって重症化し，発病年齢も若年化する現象（表現促進現象）がみられる。病因は，19番染色体上に存在するミオトニンプロテインキナーゼ遺伝子の 3' 非翻訳領域にある CTG リピート数の異常伸長であり，リピート数は正常，軽症型，古典型，先天型の順に増大する（**表❶**）。また，世代を経ると増加する傾向があり，表現促進現象が分子レベルでも説明された。先天型は多くの場合，母親からの遺伝でみられる。CTG 配列のように3塩基繰り返し配列が伸長することによって起こる疾患は，トリプレットリピート病と呼ばれている[1)]。

　ケース1のように無症状の成人に対する発症前診断においては，最初に家系内の発症者の検査を行って，家系内の疾患が本疾患であるかを確認しておく必要が

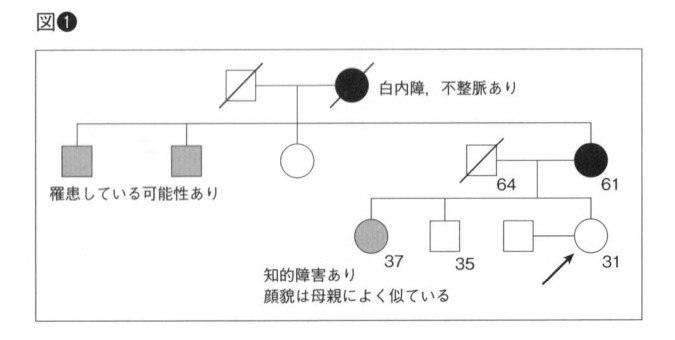

図❶

表❶ DM1 における臨床型と CTG リピート数との対応 （文献1より）

臨床型	臨床症候	CTG リピート数	発症年齢
正常	なし	<37	
前変異	なし	38～49	正常
軽症型	白内障，軽度のミオトニア	50～150	20～70
古典型	筋力低下，ミオトニア，白内障，不整脈	～100～1500	48～55
先天型	筋緊張低下，哺乳・呼吸障害，精神発達遅滞	～1000～2000以上	生下時～10

臨床病型間で CTG リピート数の重複がある。

ある[2]。これは，遺伝カウンセリングが正確な診断や情報のもとに成り立っているからである。家系内未発症者は，自分も発症するのではないかという不安や，発症前診断が可能であるという情報により「知らないでいる不安」と「わかってしまう不安」に悩まされる。知る権利があるから知っておきたいということもあるし，事実を見据えて生活を送りたいと望む場合もある。そこで，遺伝カウンセリングでは疾患への十分な理解を得ること，「知る権利」と「知らない権利」を理解してもらうことが必要である。また，検査前に十分考えたつもりでも，陽性の結果を開示した後に心理的混乱が強く現れることも考えられる。このため，継続的な心理的支援や社会の理解・支援が必要となる。この点が遺伝医療の場で十分なされていないのも事実である。DM1 の遺伝カウンセリング上の問題点の1つとして，遺伝学的検査[※3]により発病年齢や重症度あるいはどのような症状が出現し，どのように病気が進むかを予測することはできないことが挙げられる。このことについても，遺伝カウンセリングでは十分に説明する必要がある[1)3)]。

2. 出生前診断 ―不妊との関連，体外受精による妊娠を考える場合

〈ケース2〉クライエントは35歳・男性。妻を同伴して来院。結婚して2年を過ぎても不妊であるため，他院産婦人科で精査してきた。妻側には問題はなかったが，クライエントは精子数が少なく，精巣も正常より小さいことが指摘され，体外受精が勧められた。クライエントの父は30歳頃から手がうまく開かず（ミオトニア），筋萎縮・筋力低下，白内障，糖尿病がみられていたが，腎不全になって入院した際に，初めて DM1 に罹患していることがわかった。父親の病気について産婦人科医師に告げたところ，クライエントに遺伝していれば不妊と関係あるかもしれないと言われ，遺伝学的検査を勧められた。結果は，CTG リピート数は80回であり，病気を受け継いでいることが明らかになった。神経内科を受診し，現時点では明らかな異常所見がないことを告げられた。不妊と

> DM1との関連，体外受精による妊娠を考える場合に，胎児の出生前診断が可能かどうかについて知りたいということで，遺伝子診療部を受診した。

　問題点の1つは，症状のないクライエントが十分な遺伝カウンセリングを受けることなく，遺伝学的検査が施行されている点である。このような形で発症前診断が安易に行われているケースは決して少なくない。不妊という非常にデリケートな問題に加えて，疾患に対して十分な説明がされないまま治療法のない遺伝性疾患に罹患していることを告げられたのであるから，クライエントへの心理的影響は計り知れないものがある。また，このケースでは診断後の十分なフォローアップは行われていなかった。現在，症状・所見はなくとも，将来的には白内障やミオトニアといった症状が出る可能性がある。また，糖尿病や不整脈に対しての定期的検査を勧めていく必要もある。

　もう1つの問題点は，体外受精の際の出生前診断を希望していることである。出生前診断は致死性の重篤な疾患以外の施行は特に注意すべきであるが，胎児が先天型に罹患している可能性が高いと考えられる場合（CTGリピート数が1000回を超える場合），親からみれば重篤と考えられるかもしれない。一方，先天型であっても致死性疾患ではないと捉える医療関係者もおり，重症度の認識に相違がみられる場合がある。実際，臨床型にはCTGリピート数のオーバーラップがあることや（表❶），CTGリピート数には体細胞モザイク[※4]が存在する可能性があることから，発症年齢や重症度は正確には予測困難である[1]。この場合の出生前診断は，倫理的・社会的問題の大きさを十分に認識しつつ，個々の事例ごとに慎重な対応が必要と考えられる。

II. 遺伝性脊髄小脳変性症（spinocerebellar atropy：SCA）

1. 家系内遺伝子変異が不明な場合

> 〈ケース3〉クライエントは32歳・男性（図❷）。妻を同伴して来院。クライエントの父はSCAと診断されているが，遺伝学的検査は行われていない。妻はクライエントの父親に会ったことがなく，SCAがどのような病気かよく知らない。クライエントは父親がSCAであることを内緒にして結婚し，妻にSCAのことを話したのは，挙児を考えるようになり発症前診断について具体的に考えはじめた受診1ヵ月前であった。クライエントは自分も病気になるだろうと思っており，自分のことだけなら何とか2人でやっていけると考え

> ている。子どもはほしいが，検査が陽性ならば子どもはあきらめようと思っ
> ている。妻に対しては申し訳なく思っているが，妻が本当にはどう思ってい
> るかわからず，不安であるという。妻は，調べられるものなら調べて知って
> おいたほうがよい，と話す。

　問題点の1つは，夫婦間で病気について知識や認識のズレが生じていることである。妻は病気を全く知らずに結婚し，わずか1ヵ月前に初めて病気のことを聞かされている。また，結婚してまだ日が浅く，発症前診断が夫婦の合意なのか否かについて，妻が病気のことをどこまで冷静に受け止められているのかが不明であり，心情を十分に聞き出す必要がある。もう1つの問題点は，家系内の遺伝子変異が不明であることである。下記に述べるように，原因遺伝子が判明していないタイプであれば，発症前診断は困難である。また，発症者に検査を受けてもらえるかという問題も残る。

　SCAは，小脳や脳幹（脊髄の上端と脳をつなぐ部分）から脊髄にかけての神経細胞が徐々に障害され，次第に体が動かせなくなる疾患である。SCAの有病率は10万人あたり約5人程度であり，そのうち約70％は非遺伝性で，30％が遺伝性である。最近の分子遺伝学的研究の進歩により，遺伝性疾患の約80％について遺伝子診断による病型の確定が可能になった。原因遺伝子が判明している遺伝性SCAを表❷にまとめた。わが国では，遺伝性SCAの中ではSCA3（Machado-Joseph病とも呼ばれる）の頻度が約25％と最も高く，次にSCA6が20％を占めている。多くは中年以降に発症するが，小児期に発症する型もある。主な症状は小脳性運動失調によるものである。ろれつが回らないなどの言語障害や歩行時に腰部の位置が定まらずゆらゆらと揺れる体幹動揺，足を左右に広げて重心が後ろに残ってしまう症状を合わせた失調性歩行など

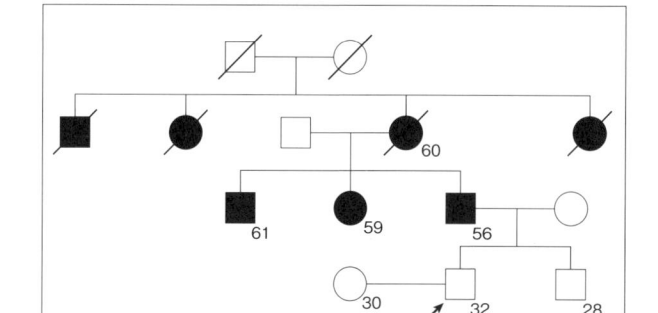

図❷

表❷ 原因遺伝子が同定された常染色体優性遺伝形式の脊髄小脳変性症（文献4より）

病型	遺伝子名	発症年齢	遺伝子のある染色体	リピートの種類	リピート数 正常	リピート数 疾患
SCA1	SCA1	小児〜成人	6	CAG	6〜39	41〜83
SCA2	SCA2	小児〜成人	12	CAG	14〜32	33〜77
SCA3	MJD1	小児〜成人	14	CAG	12〜40	51〜86
SCA6	CACNA1A	成人	19	CAG	4〜18	20〜31
SCA7	SCA7	成人	3	CAG	4〜27	37〜>200
SCA8	SCA8	小児〜成人	5	CTG	15〜37	100〜300
SCA10	SCA10	小児〜成人	22	ATTCT	10〜22	800〜4500
SCA12	SCA12	小児〜成人	5	CAG	7〜32	55〜93
SCA17	SCA17	小児〜成人	6	CAG	30〜42	45〜66
DRPLA	CTG-B37	小児〜成人	12	CAG	3〜26	49〜88

がみられる。また，上肢の協調運動不全と動作時の振戦（振るえ）のため字がうまく書けなくなり，言語障害とともに意志の疎通を困難にする場合がある。その他に眼球運動の異常（眼振，緩徐眼球運動など），筋固縮（四肢，躯幹に受動的屈伸運動を加えた時の筋緊張の亢進）や無動などの運動障害，腱反射亢進や病的反射，起立性低血圧や排尿障害などの自律神経症状，病型によっては知能障害もみられる。頭部CTやMRIにて小脳や脳幹の萎縮を認めることが多い。

　常染色体優性遺伝性の脊髄小脳変性症の多くは，アミノ酸の一種であるグルタミンを作るCAGという3塩基の繰り返しが正常より長いことにより引き起こされることから，トリプレットリピート病あるいはポリグルタミン病に含まれる疾患である。CAGリピートが長いほど発症年齢が若年化・重症化（表現促進現象）し，DM1とは異なり，遺伝子変異を父親から受け継いだ場合に重症化する傾向がある[3)4)]。

2. 発症前診断を受けるか迷っている場合

〈ケース4〉クライエントは34歳・男性。クライエントの母は22歳頃に歩行障害が出現し，遺伝歴がはっきりしなかったことからオリーブ橋小脳萎縮症と診断された。症状は緩徐に増悪し，歩行不能,構音障害,振戦がみられている。その後,兄も中学生の頃から歩行障害があることから，SCA3が疑われていた。兄の日常生活は自立しており，母と同居して母の介護も行っている。母，兄とも遺伝学的検査は施行されていない。クライエントは結婚を考えている人がおり，遺伝の有無にかかわらず結婚には合意しているが，もし遺伝していれば子どもは作りたくないと考えている。婚約相手の両親は心配しているが，

> 病気の詳細については説明していない。クライエントは発症前診断に対して迷っている。現在のところ無症状であり，神経学的所見においても明らかな異常はなかった。

　SCAはどの型にせよ有効な予防法や治療法がないことから，発症前診断は慎重でなければならない。このケースにおいては，クライエント自身は検査を希望していないが，相手や相手の両親のことを考えると検査をしておいたほうがよいかもしれないという迷いが強かった。発症前診断については，未発症者が，結婚，挙児，財産の管理，仕事の計画などに関する自己決定のためや，単純に「知る必要がある」と感じて希望する場合もある。このために，検査を希望する動機，疾患についての知識，検査結果が陽性であった場合の影響について，遺伝カウンセリングを繰り返しながら，自己決定を支援していく必要がある。また，検査後に生じうる当事者の健康，生活，傷害保険，雇用，教育，社会生活上または家庭内での人間関係の変化などに関する問題についても，遺伝カウンセリングとしての支援が必要である[1]。なお，本ケースの発症前診断を行う場合も，母や兄の検査を行って診断を確定しておく必要がある。

おわりに

　遺伝性神経難病として，筋緊張性ジストロフィーおよび遺伝性脊髄小脳変性症の2疾患を取り上げて，主に発症前診断の問題点について述べてきた。診断確定と病名告知のプロセスにおいては，①疾患について十分な知識をもつ医師（臨床遺伝専門医），臨床心理士，医療スタッフを加えたチームでの対応を行う，②患者や家族との面接を繰り返し行うことにより，患者や家族のニーズへの対応と良好な関係を構築する，③検査実施前の遺伝カウンセリングを通し，患者や家族に与える影響の十分な解説と自己決定の支援を行う，④診断結果を患者が聞く意思や準備ができているかを確認する，⑤告知する場合には，十分な気配りをもって直接対面しながら行う，⑥意志決定後や結果開示後に十分かつ適切なフォローアップを行うこと，などを徹底しておく必要があろう。

❖ 用語解説 ❖

1. **遺伝子と遺伝子変異**：遺伝子とは，デオキシリボ核酸（DNA）の中で主にタンパク質の合成に関する機能単位．DNA はアデニン（A），シトシン（C），グアニン（G），チミン（T）の4塩基が一定の配列で並んでいる．DNA 鎖の A と T, G と C が水素結合し，二重らせん構造をとっている．遺伝子変異は，その遺伝子内に起きた塩基の変化，すなわち塩基置換（他の塩基に置き換わる），欠失（塩基が抜け落ちる），挿入（他の塩基が入り込む），重複（同じ塩基配列が繰り返される）などがあり，その結果，表現型（症状や検査異常など）に変化をきたすことがある．変異によってアミノ酸の置換を伴う変異（ミスセンス変異）やタンパクの合成を終了してしまう変異（ナンセンス変異）などがある．
2. **浸透率**：遺伝子変異を有している者のなかで，その遺伝子変異に起因した疾患を発症している者の割合をいう．出生時にすでに発症している疾患の浸透率と，遅発性に発症する疾患の浸透率がある．
3. **遺伝学的検査**：遺伝性疾患を診断する目的で，ヒトの DNA，RNA，染色体，タンパク質，代謝産物を解析もしくは測定することである．研究目的で行われる遺伝子解析や生化学的解析，病理学的解析，法医学的検査は含まれない．
4. **体細胞モザイク**：体細胞モザイクは，特定の遺伝子をもった細胞が混在している状態をいう．筋緊張性ジストロフィーのようなトリプレットリピート病の場合は，各組織内の細胞ごとのリピート数が異なっていることが知られている．

◆ 参考文献 ◆

1) GeneReviews Japan 〈http://grj.umin.jp/〉
2) 遺伝学的検査に関するガイドライン，遺伝医療関連10学会 編，2003.
3) 遺伝カウンセリングマニュアル 改訂第2版，新川詔夫 監修，福嶋義光 編，南江堂，2003.
4) Ataxias, Neuromusuclar & CNS syndromes, Neuromuscular Disease Center, Washington University 〈http://www.neuro.wustl.edu/neuromuscular/ataxia/domatax.html〉

中村　昭則

1991年　信州大学医学部卒業
　　　　信州大学医学部第三内科（現神経内科，リウマチ・膠原病内科）入局
1997年　信州大学大学院医学研究科修了，医学博士
1999年　Oxford大学 Kay Davies 教授の元へ留学し，筋ジストロフィーの病態研究に従事（〜2000年）
2001年　信州大学医学部助手
2005年　信州大学医学部附属病院遺伝子診療部助教授
　　　　国立精神・神経センター神経研究所遺伝子疾患治療研究部細胞治療研究室長

現在，筋ジストロフィーの病態解明および治療法開発に関する研究を行っている。

第2部　各論：遺伝医療の現場から　〈1〉遺伝医療の各領域から

5. 出生前診断

金井　誠

> 　出生前診断は堕胎と密接に関連していることから，目的や意味を十分に理解したうえで，その妥当性を判断することが重要である．しかし，「疾患の重篤性」を評価する適応の判断は非常に難しく，妊娠後の遺伝カウンセリングでは重大な決断に対し短期間で結論を出さざるをえないことも問題となる．また，胎児や受精卵の人為的な選別と堕胎を前提とした出生前診断自体の妥当性，何らかの規制の必要性，胎児の人権や生命の尊厳と両親の自己決定権との対立，といった非常に大きく未解決の問題が内在しており，社会のすべての人達が真剣に考えなければならない時代になっている．

はじめに

　出生前診断とは，胎児を対象として疾患の診断や胎児状態の評価を行うものである．妊婦健診で，「赤ちゃんは男の子ですか？　女の子ですか？」「元気にしていますか？」といったお母さんの質問に答えるために行っている超音波検査も，広い意味ではその1つになる．しかし一般には，羊水検査※1を主とした「遺伝学的検査としての出生前診断」のことを指しており，妊娠の前半期に，重篤な疾患の有無をあらかじめ知ったうえで妊娠継続の可否をご夫婦が判断する目的で行われている検査ともいえる．本稿では，こうした「遺伝学的検査としての出生前診断」を主体に解説する．

I. 出生前診断のための遺伝学的検査

　遺伝学的検査としては，染色体や遺伝子の異常が判明していて胎児の細胞が採

キーワード

出生前診断, 羊水検査, 疾患の重篤性, 堕胎, 高齢妊娠, 倫理観, 母体保護法, 着床前診断, Wrongful Birth 訴訟

取できれば技術的には検査が可能である。近年，多くの疾患で遺伝子の関与が明らかとなってきており，新しい検査法の開発も進んでいるので，技術的に施行可能な疾患の数はますます増えていくことだろう。しかしながら，出生前診断には倫理的に様々な問題を含んでいるため，単に検査が可能だから行うということではなく，目的や意味を十分に理解したうえで検査を行うことの妥当性を判断することが重要である。

検査の適応としては，『遺伝学的検査に関するガイドライン』が遺伝医学関連学会から出されており，以下の条件をもつご夫婦からの希望があって，検査の意義について十分な理解が得られた場合に行うとされている。
① 夫婦のいずれかが，染色体異常の保因者[※2]である場合
② 染色体異常症に罹患した児を妊娠，分娩した既往を有する場合
③ 高齢妊娠（35歳以上）の場合
④ 妊婦が，新生児期もしくは小児期に発症する重篤なX連鎖遺伝病のヘテロ接合体[※3]の場合
⑤ 夫婦のいずれもが，新生児期もしくは小児期に発症する重篤な常染色体劣性遺伝病のヘテロ接合体[※4]の場合
⑥ 夫婦のいずれかが，新生児期もしくは小児期に発症する重篤な常染色体優性遺伝病のヘテロ接合体[※5]の場合
⑦ その他，胎児が重篤な疾患に罹患する可能性のある場合[✣1]

しかし，その判断は非常に難しいのが現実で，特に重大な問題は倫理的な面から規定されている「疾患の重篤性」の評価である。私達は，①出産後，比較的早く亡くなる可能性が高い，②小児期発症で治療法がない，③重度な精神遅滞を呈する，として一応の定義をしているが，厳密な線引きは困難である。現状では，臨床遺伝専門医を含む複数の医師や倫理委員会で討議したり，遺伝カウンセリングを専門的に行える施設で十分なカウンセリングを行って個々の症例ごとに判断している。倫理的に問題とならない判断がなされるようにめざしてはいるが，もしも将来的に出生前診断が日常化してくるようなら，日本人の価値観におけるさらに具体的な判断基準を社会が示さざるをえなくなるかもしれない。

II.「重篤」をどう考えるか

出生前診断は，倫理的に問題となる堕胎[※6]と密接に関連していることと，妊娠してからの遺伝カウンセリングでは重大な問題を短期間で結論を出さざるをえ

ないことが特徴である．例えば，以下の3症例は氷山の一角ではあるが特徴の一面が出ている．

〈ケース1〉35歳で結婚，37歳で初めての妊娠を喜んでいたが，マタニティー雑誌に「35歳以上は高齢妊娠であり，染色体異常児を産む可能性が高いので羊水検査を受けたほうがよい」といった記事が載っており，妊娠18週で心配になって来院した．

→ 妊娠するまで出生前診断のことなど考えてもいなかったご夫婦が，突然に検査を受けるか否かという重大な選択を迫られ，しかも考える期間は限られていて非常に短い[2]ことが問題である．

〈ケース2〉男の子だと1/2の確率で重症の脳障害を生じる遺伝病児を3年前に出産し，その子の育児がとても大変である．次の子を妊娠したが，もう1人病児が増えたら介護は不可能である．断腸の思いであるが，今回の妊娠では出生前診断を希望したいと妊娠13週で来院．

→ スクリーニングとしての出生前診断を否定する考えは多くても，このご夫婦の希望を人間として許されない非倫理的行動であると非難する方は少ないかもしれない．しかし，こうした疾患の検査はどこでも可能なわけではなく，検査を受ける体制の準備にも時間がかかる．

〈ケース3〉踵の軟骨が腫大する遺伝性疾患で，時々軟骨を削る手術を行っている男性が結婚した．この病気の子どもを産んでほしくないので，妻が妊娠したら出生前診断を希望したいが可能かとの相談に来院．

→ 疾患の重篤性は本人でないと判断できないとの考えもあるが，踵の軟骨を削る手術を受ける以外は，日常生活を通常に送っているわけで，倫理的な観点からは，この方の疾患を「堕胎を前提とした検査を行う程度に重篤」とは判断できないと考える方が多いのではないだろうか？ すなわち，どんな疾患でも検査対象にしてよいのかという問題があり，何でもありの状態では極端には男女を理由にした堕胎でも構わないことになりかねない．

III. 社会的・倫理的・法的問題

　倫理とは「ある社会集団において人々が繰り返し行動することによって共有することになった社会的な慣習，価値」であり，その社会で共有している価値観が明確にならないと，様々な価値観が様々な倫理観を生み，社会が混乱することもありうる。一方で，多様な価値観を認めることこそ現代自由主義の根幹でもあるわけで，そのバランス感覚が重要になる。社会が混乱するような問題を懸念する場合には，民主的に（多数決？）法律でルールを決め，ある一定の範囲に価値観を集束（強制？）することでバランスをとっているのが現代法治国家ともいえるし，それと裏腹に，法律でがんじがらめにしないほうが円滑に物事が収まる場合には，大多数が納得する倫理観によって統制してきたことも人間社会の知恵であったのかもしれない。しかし，日本における出生前診断の現状と今後を考えてみると，どちらにしてもうまく機能しているとは考えがたく，倫理的にも法的にも多くの問題を抱えていることに気がつく。

　まず大前提として，堕胎は許されるのか，許されるとしてもどういった場合なのかということが曖昧である。日本での堕胎は母体保護法により規制されており，

妊娠 22 週未満の胎児について，
一．妊娠の継続又は分娩が身体的又は経済的理由により母体の健康を著しく害する恐れのあるもの
二．暴行若しくは脅迫によつて又は抵抗若しくは拒絶することができない間に姦淫されて妊娠したもの

のいずれかに該当する場合にのみ違法性が阻却される。したがって法的には，胎児異常が重篤でも，これを理由とした堕胎は認められていない。しかし現実には，避妊の失敗などの望まない妊娠や重篤な胎児異常に関しては，「経済的理由」や「身体的理由」を拡大解釈することにより，この制約が著しく緩和されているのも事実である。

　ここで堕胎に関する様々な価値観を提示してみよう。
〈立場1〉いかなる場合でも，堕胎自体を認めない。それが人の道である（宗教を背景にこうした法整備がとられている地域も外国には存在する）。
〈立場2〉暴行や母体が重症となる危険が高いなどの特殊な場合を除き，堕胎を認

めない（経済的理由，避妊失敗，出生前診断の結果での堕胎は認めない）。
〈立場3〉出生前診断の結果での堕胎は認めない（経済的理由や避妊失敗などは本来好ましくはないが，女性自身の健康と幸福を考えると望まない妊娠からの解放のため必要悪として認めざるを得ない。しかし，望んだ妊娠において，自分の児の品質検査の結果で中絶を行うのは倫理的におかしい）。
〈立場4〉出生前診断の結果での堕胎は好ましくはないが，重篤な疾患においてのみ認める。
〈立場5〉どんな疾患や理由であれ，十分説明を受け，本人が望んで行う出生前診断の結果であれば人工妊娠中絶を認める（重篤な疾患を規定することは難しく，誰かが決められることではない。法的に許される週数なら，夫婦の自己決定権が優先される）。

　あなたはどの立場の価値観だろうか？　日本においては，法的には立場2，3が近いかもしれないが，社会の認識（倫理観）としては立場4まで許容する場合があることを肯定しているのも事実である。この解離を整合させるためには，法的にも胎児条項で堕胎を認めるか，現行法の拡大解釈で行われている堕胎を認めないかといった選択を社会が迫られることになる。重篤の定義を法的に示すことは困難で，法的にこれを定めるよりも倫理観で統制しておいたほうが健全でもあり，パンドラの箱を開けなくても済むとの判断から，現行法の拡大解釈を事実上黙認しているというのが現状だろうか。出生前診断がやむにやまれぬ状況で極めてまれに行われる検査であるならば，その施行は倫理観による統制の下で個別の倫理的判断にまかせるという従来からの現状も社会の知恵かもしれない。しかし，検査が日常化したり，こうした情報を提供されなかったから堕胎する権利を奪われたという訴訟（Wrongful Birth 訴訟）が数多く発生してくるようであれば，法的にも倫理的にもある程度整合性をもった統一見解が示されないと，突然に重大な問題で悩むことになるご夫婦や医療従事者達は増加の一途をたどり，個人的な価値観の違いで大きく対応が異なる症例も増加していくことだろう。

　すなわち，出生前診断には以下のような多くの重大な問題が内在しているし，このような問題点を曖昧にしたまま検査が拡大して行われていくことも問題である。

・重篤な胎児異常を理由とした堕胎は許容されるのか。
・重篤な疾患の有無を確認するために胎児に対して出生前診断することは許容されるのか。

- 堕胎を前提とした出生前診断が許容されると仮定して，どのような疾病や障害なら許されるのか（重篤の定義）。何らかの規制を設ける必要がないのか。
- 胎児には人権はないのか，もし存在するとすればいつから存在するのか。
- 堕胎を避けられるとして注目されている着床前診断[※7]に関して，受精卵とは生命倫理的にどういった存在なのか。胎児でないにしても生命の根源細胞を人為的に選別してよいのか。
- 障害者に対する福祉施策の不十分さ。もしも精神発達遅滞などの障害をもつ児を出産したとしても，充実した育児支援などの福祉施策が整備されていれば，育児の大変さを理由にした出生前診断の悩みは解決されるのではないか。

　また，今まで述べてきた出生前診断では，積極的に羊水検査などを希望しないかぎり結果が判明することはない。ここで近年発生してきたもう1つ大きな問題を挙げると，堕胎を前提とした出生前診断など考えもしていなかったご夫婦が，妊婦健診で突然に胎児異常の可能性が高いかもしれないと告げられることによる問題である。妊婦健診の超音波検査で胎児異常が発見されることがあるが，従来は堕胎が不可能な時期になってからのことが多かったので，胎児異常を理由とした堕胎を考えることはまれであった。しかし，超音波機器の性能は高まり，胎児診断学も新しい知見が次々と出てきている。その結果として，妊娠22週未満の時期に，軽度から重篤までの様々な先天異常や，確定診断ではないが染色体異常の可能性が一般よりも高いかもしれないといった所見の発見が増えてくる可能性がある。その情報が適切な治療に結びつくといった両親と胎児の双方の利益になればよいのだが，妊娠継続するか否かの判断に広く用いられるようになるとすれば問題である。しかし現実には，堕胎の適応に胎児条項を有しない日本においても，こうした情報を提供されなかったから堕胎する権利を奪われたという訴訟がいくつか発生している。医師には，堕胎の選択を含めて胎児の障害の可能性について親に情報を与えるという注意義務が存在するのだろうか？　そこには，胎児の生命の尊厳と両親の自己決定権との対立が生じ，堕胎の当否や子どもの障害の損害算定といった困難な問題も内在しているし，知る権利と知らされない権利といった問題にも波及する。

　こうした非常に大きな問題に対して，どこでバランスを取っていくべきかを，医療従事者も倫理学者も法曹界も，そして何よりも社会のすべての人達が，真剣に考えなければならない時代になっているということを自覚する必要があるのではないだろうか。

おわりに

「どんな子どもであっても自分達の子どもであることに変わりはない。その子の一生と付き合うし，疾病や障害があっても，その児にとって最も適切な対応をとるのが親というもの」と考える親を，「障害がある児は，ある頻度で出生するのが自然の摂理であるのだから，その育児支援や経済的支援を，社会や行政が行うのは当然である」と考える社会や行政が支えるという構図は，実現不可能な理想なのだろうか？　出生前診断の問題を考えることは，私達がどのような社会で生きていきたいのかを考えることに等しいのかもしれない。

① 自分の子どもが10歳の時，脳腫瘍になって手術したが，他界した。
② 自分の子どもが5歳の時，重症感染症となり，その後，言語障害，運動障害がある。
③ 自分の子どもが1歳の時，交通事故で左手を失った。
④ 自分の子どもが生後3ヵ月で，先天性胆道閉鎖症のため肝臓移植しか救命法がないと診断された。

上記のお子さん達の障害は大きなものだが，その時点でこの子はいらないとご両親が見捨てることはないだろう。親というものは，自分達ができるすべてのこと，その時点でできる最善のことをわが子にしてあげようと思い，治療や寿命に向き合うことと思われる。

⑤ 自分の子どもが生まれた時，口唇裂（いわゆる「みつくち」，手術できれいに治る）と診断された。
⑥ 妊娠9ヵ月で，自分の子どもが心室中隔欠損症（心臓の中の壁に穴が開いているが，手術は不要なこともある。手術が必要でも手術後は通常の成長が期待できる）と診断された。

上記のお子さんをもったご夫婦も，その時点でこの子はいらないと見捨てることはしないだろう。その時点でできる最善のことをわが子にしてあげようと思うことも同様だが，不思議なことに，生まれた後に病気が発症した場合と比較して，お腹の中で病気がわかったり生まれた時に病気がすでに存在していると，まだ自分達の子どもという実感が乏しいためか，病気を受け入れて前向きに対処していくまでの時間が長くかかる気がする。たまたま病気になった時期がお腹の中にいる時だっただけで，自分達の子どもであることに変わりはないのだが……。

⑦ 妊娠20週で，自分の子どもが口唇裂や心室中隔欠損症と診断されたら？

⑧ 妊娠20週で，自分の子どもが将来乳癌になりやすい遺伝子異常があると診断されたら？

もし，生まれる前からこれらのことがわかっていたら……あなたなら中絶するだろうか？　それが広く行われることを許容できるだろうか？

従来は，そんなこと考えに浮かばないこと，考えても仕方がないと思っていたことが，考えさせられる時代になっているということである。

❖ 注釈 ❖
1. 超音波検査所見で胎児の首の後ろに著明な厚みを帯びていたり，妊娠初期に風疹にかかったり，母体血清マーカー試験で算出された染色体異常の可能性を心配している，など。
2. 母体保護法により堕胎は妊娠22週未満の胎児に規制されており，羊水検査は結果が出るのに2週間かかるので，20週未満で検査を施行する必要がある。

❖ 用語解説 ❖
1. 羊水検査：一般には妊娠15～18週に，超音波で確認しながら，母親のお腹から子宮の中へ細長い針を刺して羊水を採取し，羊水中に浮かんでいる胎児の細胞を培養して検査する。検査による流産率は約0.2％。現在日本で行われている遺伝学的出生前診断は，ほとんど羊水検査で行われている。
2. 保因者：自身は正常と全くあるいはほとんど変わらない（発病しない）が，病的遺伝子や染色体異常を子どもに伝える可能性がある者をいう。
3. X連鎖遺伝病のヘテロ接合体：ある遺伝病を決定する遺伝子（正常遺伝子Aと疾病遺伝子a）がX染色体上にあるとする。X染色体は女性が2本，男性が1本であり，女性はAA，Aa，aaの3通り，男性はA，aの2通りとなる。AAまたはaaという同一の遺伝子が存在する場合をホモ接合体，Aaという異なる遺伝子が存在する場合をヘテロ接合体という。X連鎖劣性遺伝病は女性のaaか男性のaの場合に発病し，X連鎖優性遺伝病は女性のAa，aaか男性のaの場合に発病する。女性のAaをX連鎖遺伝病のヘテロ接合体と呼び，Aの男性との間に産まれる子どもは，女性でAA，aA，男性でA，aとなり，劣性では男性の50％，優性では男女ともに50％発病する。
4. 常染色体劣性遺伝病のヘテロ接合体：ある遺伝病を決定する遺伝子（正常遺伝子Aと疾病遺伝子a）が常染色体上にあるとする。常染色体はAA，Aa，aaの3通りになり，常染色体劣性遺伝病はaaの場合に発病する。Aaを常染色体劣性遺伝病のヘテロ接合体と呼び本人は発病しない。両親がAaの場合に産まれる子どもはAA，Aa，aA，aa

なので25%に発病する。
5. **常染色体優性遺伝病のヘテロ接合体**：ある遺伝病を決定する遺伝子（正常遺伝子Aと疾病遺伝子a）が常染色体上にあるとする。常染色体優性遺伝病は，Aa，aaの場合に発病する。Aaを常染色体優性遺伝病のヘテロ接合体と呼ぶ。両親のどちらかがAaの場合にAAの相手との間に産まれる子どもはAA，aAなので50%に発病する。
6. **堕胎**：胎児を人工的に流産させること。
7. **着床前診断**：体外受精を行い，子宮に戻す前の4～8細胞期の受精卵から1～2個の核を取り出し遺伝子診断を行う。この時期の卵細胞は1～2個の細胞がダメージを受けてもすべて再生する能力があるので，検査で異常がない卵を子宮に戻し，異常のある卵は破棄する。堕胎を回避できることが第一の利点とされているが，体外受精に伴う母体への負荷，未知の危険性，診断の技術的限界などの問題点や，ヒト受精卵の操作や選択という生命倫理的問題を含んでおり，より慎重に考慮するべきとされ，日本産科婦人科学会への申請と認可を必要とする。

金井　誠

1988年	信州大学医学部卒業
	同産科婦人科学教室入局
1994年	信州大学医学部附属病院産科分娩部病棟医長
1997年	同院遺伝子診療部兼任
1998年	同院産科婦人科外来医長
2002年	信州大学医学部産科婦人科学教室講師
2003年	同統括医長

6. 複数診療科にまたがる疾患

櫻井晃洋・古庄知己

> 現代の医療は専門領域の細分化，臓器別化が進んでいる。同時に医療のあらゆる分野で遺伝学的な知識や患者への情報提供の重要性が認識されつつある。このような状況の中で，わが国においてようやくその歩みを始めた遺伝子医療部門はどのようなことができるのだろうか，また何をすべきなのだろうか。本稿では複数診療科での医療対応を必要とする疾患として，血管型エーラス・ダンロス症候群と神経線維腫症1型を例に挙げて考えてみる。

はじめに

　かつての遺伝医療は小児科や産婦人科の一分野であり，他の診療領域においてはごく一部を除いて具体的な遺伝医療が必要となることはなかった。これは正確に言えば，必要がなかったというよりも対応することができなかったというべきかもしれない。その状況が大きく変わったのは1980年代後半以降のことといえる。この時期には神経変性疾患や家族性腫瘍に代表される，成人発症型単一遺伝子疾患の原因遺伝子が多くの診療分野において次々と明らかにされ，こうした成人発症型疾患に対する遺伝医療の可能性と必要性が急速に高まった。その結果として，今やすべての診療科は遺伝医療と無関係ではいられなくなった。

　現在の医療は専門領域の細分化，臓器別化が進んでいる。しかしながら，こうした細分化は，ともすると小児期から成人期の長期にわたって医療対応を必要とする疾患や，複数の診療科での対応を必要とする全身性疾患に対する医療を不完全なものにしてしまう危険性を有している。遺伝医療を論じる場合でも，歴史的な背景を反映して，その対象を産婦人科領域（出生前），小児科疾患，成人発症

キーワード

単一遺伝子疾患，血管型エーラス・ダンロス症候群，神経線維腫症1型，遺伝カウンセリング，中央診療部門

疾患と大きく3つにくくることが多い。しかしながら，遺伝医学が日々進歩を続けていることや，医療現場において遺伝学的知識や情報提供の重要性が少しずつながらも認識されるようになったことにより，こうした分類に当てはまらない，もしくは当てはめることが適切ではない疾患に対する遺伝医療対応が必要となる機会が増えてきた。本稿では，そうした中から2つの疾患を例として取り上げ，その臨床像と医療対応を概説するとともに，遺伝医療の対応のあり方について考えていきたい。

I. 血管型エーラス・ダンロス症候群

1. 臨床像

血管型エーラス・ダンロス症候群（Ehlers-Danlos syndrome, vascular type：v-EDS）は全身の結合組織の脆弱性を呈する常染色体優性遺伝性疾患で，*COL3A1*遺伝子変異を原因とする。*COL5A1*遺伝子変異に起因する古典型エーラス・ダンロス症候群が関節や皮膚の過伸展を呈する疾患としてよく知られているのに対し，v-EDSは主に青年期に発症する血管破裂や腸管破裂，妊娠に伴う子宮破裂など，急激かつ破壊的な臨床症状が特徴で，適切な処置が遅れると生命にかかわることになる[1]。

本症は小児期に臨床症状を呈することは少ないので，家族歴が明らかでない患者の大多数は20歳から40歳の間に臨床的に診断される。実際には患者の半数は新生突然変異によるもので家族歴がない。臨床診断基準を表❶に示すが，家族歴の存在を除けば，大基準に列挙されている所見はいずれも重篤で，時に致命的なものであることは注意を要する。多くの症例では何の前触れもなく突然発症する。最初に重大な動脈性または胃腸の合併症が発症する平均年齢は20歳代前半である。血管病変には破裂・動脈瘤・動脈解離が含まれ，大きな動脈でも小さな動脈でも発症しうる。基本的に浸透率は100％であり，罹患者の死亡年齢の中央値は50歳に達しない。女性罹患者が妊娠した場合，分娩前後の動脈破裂または子宮破裂による死亡率は最大12％と極めて高い[2]。

2. 医療対応

v-EDS罹患者の動脈破裂を確実に予防する方法はないが，起こりうる合併症を説明し，激しい身体接触を伴う運動など，リスクの高い活動を避けるよう指導することで危険をある程度回避できる。画像検査による定期的な動脈のスクリーニングが有用であるという証拠はなく，むしろその有用性は疑問視されている。

罹患者には説明のできない激痛が生じたらすぐに医療機関に連絡するよう指導がなされる。

手術を必要とする場合も組織脆弱性を考慮して，なるべく侵襲の少ない方法で行うことが望ましい。血管造影や内視鏡検査も原則として禁忌となる。また，v-EDS罹患者が妊娠した場合には，極めて慎重なフォローが必要となる。罹患妊婦に対し起こりうる合併症を理解させ，突然の激痛に注意する必要性を説明しておくことが重要である。帝王切開によって妊婦の死亡率を低下させ，合併症を減らすことができるかどうかは確実なデータがない。

表❶　血管型エーラス・ダンロス症候群の診断基準

大基準	・動脈破裂 ・消化管破裂 ・妊娠中の子宮破裂 ・EDS血管型の家族歴
小基準	・薄く透けて見える皮膚（特に胸腹部で目立つ） ・易出血性（自然に，またはちょっとした外傷で） ・特徴的顔貌（薄い口唇や人中，小さい顎，細い鼻，大きな眼） ・末端早老症（四肢末端，特に手が老人様の外観を呈する） ・小関節の可動性過剰 ・腱や筋肉の破裂 ・早い年代で発症する静脈瘤 ・頸動脈海綿状動静脈瘻 ・自然気胸，血気胸 ・慢性的な関節亜脱臼または脱臼 ・先天性股関節脱臼 ・内反足 ・歯肉後退

大基準の2項目を有する場合，v-EDSの強い疑いがもたれるため，生化学的検査を行うことが強くすすめられる。1つまたはそれ以上の小項目を有する場合，v-EDS血管型を疑う重要な所見であるが，確定診断には不十分である。

3. 仮想家系

〈ケース1〉27歳の男性（Ⅱ-2）が就寝中に突然激しい腹痛をきたして総合病院に入院，大腸穿孔および汎発性腹膜炎の診断で緊急手術を受けた。家族歴では母（Ⅰ-2）が30年前に胸痛で総合病院を受診し，大血管の多発性動脈瘤を指摘された。血管造影検査を施行時に大動脈破裂をきたし，緊急手術が行われたが術後数日で死亡している。Ⅱ-2は主治医より今回の経過と母の既往歴から，遺伝性疾患であるv-EDSが疑われることを告げられ，遺伝子医療部門を紹介された。男性の姉（Ⅱ-1）は妊娠10週である。また妹（Ⅱ-3）は年内の結婚を控えている。

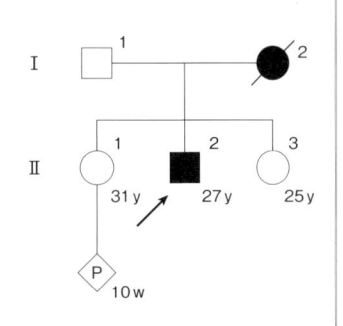

この家系ではⅡ-2の正確な診断をつけることと今後の健康管理, Ⅱ-1, Ⅱ-3がv-EDSに罹患している可能性, そしてもしⅡ-1が罹患している場合には妊娠管理のあり方が問題となる。母体保護のための人工妊娠中絶も考慮しなければならない。遺伝カウンセリングにおいては3名それぞれの罹患の可能性とそれを診断するための方法（培養皮膚線維芽細胞のタンパク解析により大多数の例で診断が可能）, 罹患者に対する健康管理法, 緊急時の対処法, 妊娠・分娩についての情報などが提供されるが, こうした多くの情報を理解可能な形で提供し, またこのように重大であり, かつ確実な発症予防法がない疾患の当事者になるという精神的な打撃に対して十分な配慮がなされなければならない。特にⅡ-1については, もし罹患しているのであれば胎児についての方針決定にはあまり時間が残されていない。同様にⅡ-3がもし罹患している場合には, 婚約者およびその家族とどのように情報を共有するかという問題も生じてくる。集中的かつ綿密な遺伝カウンセリングが不可欠である。

本症患者は血管外科, 消化器外科, 産婦人科などで緊急の治療が必要となることが多い。治療に際しても血管脆弱性に対する特段の注意を要する。また, 妊娠を除けば, 重篤な症状がいつどこに出現するかは予測が難しい。したがって, 関連診療科が本症の臨床的特徴を正確に把握するとともに, 緊急時の対応についてあらかじめ共通認識を得ておくことが重要である。

Ⅱ. 神経線維腫症1型

1. 臨床像

神経線維腫症1型（neurofibromatosis 1：NF1）は多発性の皮膚色素斑, 皮膚神経線維腫, 骨病変, 腫瘍発生などを特徴とする疾患で, フォン・レクリングハウゼン病とも呼ばれる。常染色体優性遺伝性疾患の中では最も高頻度にみられるものの1つであり, 罹病率はおおよそ出生3000人に1人である。約半数の罹患者には家族歴がなく, 原因遺伝子である*NF1*の新生突然変異による[3]。

本症の診断基準を表❷に示す。NIHの診断基準は成人NF1患者においては特異性も感受性も高い。家族歴のない患者では1歳までに診断基準を満たす人は約半数しかいないが, NF1の病変は年齢とともに頻度を増すので, 8歳までにはほぼ全例が診断基準を満たす。罹患した親がいる場合は, 診断のためには家族歴のほかに1所見を要するだけなので, 通常1歳以前に診断することができる。したがって, 家族歴の有無にかかわらず小児科医が臨床診断をくだすことが多いが,

表❷　NF1 の臨床診断基準（NIH）

- 思春期以前では最大径 5 mm 以上，思春期以降では最大径 15 mm 以上のカフェオレ斑を 6 個以上認める
- いずれかのタイプの神経線維腫を 2 個以上認めるか，蔓状神経線維腫を 1 個認める
- 腋下や鼠径部の雀卵斑様色素斑
- 視神経膠腫
- 2 個以上の Lisch 結節（虹彩過誤腫）
- 蝶形骨異形成，長管骨皮質の菲薄化，偽関節形成などの特徴的骨病変
- 一次近親者（両親，同胞，子）に上記の診断基準を満たす NF1 患者がいる

上の所見の 2 つ以上を有する場合に NF1 と診断される。

実際には成人になるまで気づかれず，子どもが本症と診断されたのをきっかけに親の診断が確定することもある（後述）。

2. 医療対応

NF1 にみられる主要症候とその初発年齢を表❸に示す。一見してわかるように，症状が多彩であるために皮膚科，眼科，脳神経外科など多くの診療科による対応が必要になることと，症状ごとに発症年齢が異なっており，出生から高齢に至るまで長期の健康管理が必要となることが特徴といえる。Viskochil は NF1 罹患者に対するフォローアップを表❹のようにまとめている[4]。

表❸　NF1 患者にみられる症候の合併頻度と初発年齢

症候	合併頻度(%)	初発年齢
カフェオレ斑	100	生下時
腋下雀卵斑様色素斑	70	幼児期
皮膚神経線維腫	95	思春期
びまん性神経線維腫	10	学童期
脊椎側彎症	10	学童期
下腿骨彎曲	3	～3 歳
悪性末梢神経鞘腫	2	30 歳以降
頭蓋骨・顔面骨欠損	5	生下時
虹彩小結節	80	学童期
脳腫瘍	1～3	30 歳以降
脊髄腫瘍	5	思春期
脳波異常	50	

3. 仮想家系

〈ケース 2〉Ⅲ-1 は 1 歳 2 ヵ月の男児。生下時からカフェオレ斑が認められていた。3 ヵ月健診時に病院受診を勧められ，総合病院小児科を受診，そこでレクリングハウゼン病が疑われると告げられた。心配になった母親（Ⅱ-2）が一般向けの医学書を調べてみると，「遺伝病」，「知能・発達の遅れ」，「脳腫瘍」な

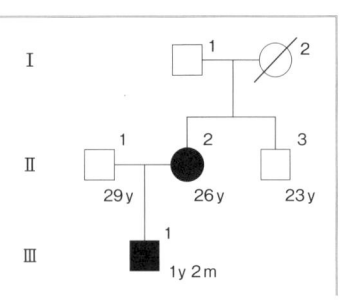

どという言葉が並んでおり大きなショックを受けた。夫（Ⅱ-1）が詳しい話を聞くために妻（Ⅱ-2）と子（Ⅲ-1）を連れて遺伝外来を訪れた。担当医がNF1に関する情報を提供するとともに夫婦の診察も行うと，妻にもカフェオレ斑と腋下の雀卵斑様色素斑が認められ，診断基準（表❷）に基づいてNF1と診断された。Ⅱ-2のNF1の診断がついたことでⅢ-1の診断も確定した。Ⅱ-2の弟（Ⅱ-3）は独身で別居しているが，Ⅱ-2はⅡ-3の皮膚所見の有無などはわからない。

この家系の場合，小児科担当医が口にした病名から母親が多大な不安を抱いていたが，結果的に自分も同じ疾患に罹患していることが判明したわけであり，まずその精神的打撃に対する配慮をしなければならない。母親が夫や子に対して罪悪感を抱いたり，逆に夫が妻に対して責めるような対応をとったりすることがないよう，夫婦双方に対して遺伝に関する正確な情報を提供することや十分な心理的支援を行うことが必要である。NF1は同一家系内においても臨床症状の個人差が大きく，重症例では脊椎変形や悪性末梢神経鞘腫によって日

表❹　NF1罹患者に対するフォローアップ（文献4より）

新生児～2歳	・カフェオレ斑（診断のため） ・長管骨の彎曲 ・蔓状神経線維腫 ・視神経腫瘍 ・発達の遅れ
2～10歳	・視神経腫瘍 ・蔓状神経線維腫 ・側彎症 ・高血圧 ・雀卵斑様色素斑 ・学習障害
10歳～成人	・皮膚神経線維腫 ・学習障害 ・自分を尊重する心 ・側彎症 ・蔓状神経線維腫 ・出産に関する自己決定 ・高血圧
成人	・子どもに対してどう対応するか？ ・皮膚神経線維腫の増加 ・悪性末梢神経鞘腫 ・高血圧 ・蔓状神経線維腫

常生活が大きく障害されたり生命予後が不良であったりする一方，軽症例では皮膚所見のみで日常生活にはほとんど支障を生じない。患者や家族が一般向け医学書やインターネットなどの媒体を通じて得る情報は概して重症例の記載に傾いていることが多いので，適切な判断のための正確な情報提供は患者や家族の将来的な診療意欲を大きく左右する。また，NF1では包括的な医療対応が受けられる

ような医療環境の整備が重要である．皮膚科，脳神経外科，整形外科などでの定期検査や治療が必要になるが，前述のように年齢によって必要な医療は異なってくる．

III. 遺伝子医療部門が果たすべきこと

ここでは例としてv-EDSとNF1という2つの疾患について，その概要を述べてきた．複数診療科による対応が必要とされる遺伝性疾患は数多くあり，今後さらに増えていくと予想されるが，こうした疾患については医療側が認識しておくべきいくつかの問題があり，その解決には遺伝医療の関与が不可欠である．

1. 遺伝の問題

複数診療科にまたがる遺伝性疾患に罹患している患者は，数多くの定期検査や治療を必要とすることが多い．生涯にわたり検査・治療が続くという現実，複雑な病像を理解することの難しさ，さらに遺伝性疾患であるという事実が患者や家族に大きな身体的・心理的・経済的・社会的負担を強いることになる．特に家系内の検索によって新たに診断された患者にとっては，それまで何ら健康に対して不安をもっていなかったのが，ある日突然聞きなれない病名や将来の健康についての問題を告げられ，子どもにも遺伝する可能性があると言われる．このような重く難しい事実をごく短期間の間に受容するのは，たとえ医療側の説明が時間をかけた丁寧なものであったとしても容易ではない．

2. 誰が全体像を把握しているのか

複数の診療科での医療が必要となる疾患に共通の問題であるが，個々の診療科ではその専門領域について最善の医療が行われたとしても，患者の健康状態の全体像を医療者の誰もが把握できていないという状況が起こりうる．結果として，患者は複数の診療科を別個に受診するという不便を強いられ，「病気」は診てもらっているが「一人の人間」として診てもらえていないという不満を感じることにもなる．患者と十分な時間をとって話しあうことができ，疾患の診断・治療・遺伝という広い領域の情報を提供し，また心理的な支援を行う遺伝子医療部門は，単に遺伝カウンセリングや遺伝学的検査を行うにとどまらず，患者の窓口となって様々な相談にのり，各診療科の受診日程の調整をしたり，診療科間の情報提供の仲立ちをしたりするなど，遺伝性疾患に罹患した患者がよりよい医療を受けられるための調整役を務めることも求められる．

3. 情報の不足と理解の難しさ

　単一遺伝子疾患はまれな疾患という印象をもたれることが多いが，実際にはNF1のように高頻度にみられるものも少なくない。しかしながら，関連診療科が多岐にわたる疾患においては，専門外領域の症候や遺伝の問題も含めて疾患の全体像を患者や家族に説明できる医師は非常に少ない。このことは，もともと聞きなれない疾患名や数多くの病変に戸惑う患者や家族をますます混乱と不安に陥れることになる。さらには情報が不十分であるために，患者自身が誤った理解や疾患のイメージをもっていることもあり，そのために必要以上に自己嫌悪や孤独感にさいなまれたり，将来に対して悲観的になったりしてしまうことがある。遺伝子医療部門における情報提供と心理的支援の重要性がここでも強調される。

4. 職場や学校との関係

　罹患者にとっては職場や学校での理解は不可欠である。例えば，v-EDSであれば激しい身体活動を伴う作業や体育の授業は避けるべきであるし，NF1の側彎症や学習障害に対しても学校側に正しい情報を伝え，学校生活に支障がないよう配慮を求めることが必要になる。こうした場合も医療側の窓口が複数あることは混乱を招くことにもなるので，全体に目が届く1つの窓口があることが望ましい。遺伝子医療部門はそういった役割も担うべきである。

おわりに

　かつて病棟主治医は自ら採血や採尿をして白血球数を数え，尿中の細菌を染色していた。医療が高度化していくにしたがって医師が必要とする時間はより多くなり，自由にできる時間はそれに反してより少なくなっていった。また，検査自体も新たな技術が続々と投入されるようになり，結果として検査を専門的に行う部門が作られるようになった。病院の検査部・検査室である。こうした医療の特殊技術の集約化は検査に限らず放射線検査や輸血部も同様である。こうした部門はいずれも病院の中央診療部門に置かれて，すべての診療科と密接に連携している。かつての遺伝医療は遺伝の問題が日常高頻度にみられた小児科や産婦人科においてのみ行われていたが，今や遺伝の問題はすべての診療領域でその重要性を増している。それは適切に対処することによって患者・家族に大きな利益をもたらすことができる一方で，不適切な対処が回復不能な不利益を招くこともあるという意味である。適切な対処には専門的な知識と技術を要する。遺伝医療を担う部門を中央診療部門に設置して専門的な遺伝医療を提供していくことは，現在お

よび将来の病院にとって不可欠の機能の1つであり，今後ますますその重要性を増していくことは疑いがない．特に今回紹介したような複数の診療科にまたがる疾患については，患者や家族の全体像を把握し，各専門領域と綿密な連絡をとりながら最良の医療を提供するためのハブ的な役割を担うという，遺伝子医療部門の新たな役割の重要性が広く認識されることが望まれるし，遺伝子医療部門はそうした任務を担う責務がある．

◆ 参考文献 ◆

1) Pepin MG, Byers PH : Ehlers-Danlos Syndrome, Vascular Type. GeneReviews at GeneTests: Medical Genetics Information Resource（database online）. University of Washington, 2006. http://www.genetests.org（日本語訳：Ehlers-Danlos 症候群，血管型，GeneReviews Japan. http://grj.umin.jp/）
2) Pepin M, Schwarze U, et al : Clinical and genetic features of Ehlers-Danlos syndrome type Ⅳ, the vascular type, The New England Journal of Medicine 342, 673-680, 2000.
3) Friedman JM : Neurofibromatosis 1. GeneReviews at GeneTests: Medical Genetics Information Resource（database online）. University of Washington, 2006. http://www.genetests.org（日本語訳：神経線維腫症1型，GeneReviews Japan. http://grj.umin.jp/）
4) Viskochil DH : Neurofibromatosis: Phenotype, Natural History, and Pathogenesis, 119-141, Johns Hopkins University Press, 1999.

櫻井　晃洋

1984年	新潟大学医学部卒業
1987年	シカゴ大学留学
1994年	信州大学医学部附属病院老年科助手
2003年	信州大学医学部社会予防医学講座遺伝医学分野助教授

第2部　各論：遺伝医療の現場から　〈2〉遺伝医療の各側面

1. 遺伝学的検査

涌井　敬子

　遺伝学的検査（genetic testing）は，「ヒトの遺伝情報を含む染色体・DNA・RNA・タンパク質・代謝産物などを解析もしくは測定することにより結果が得られる検査」と定義される。つまり，病気や体質と関連のある，ヒトの生殖細胞系列の遺伝情報の変化を明らかにしようとする，染色体検査，遺伝子検査，遺伝生化学検査などが該当する。遺伝学的検査の臨床応用，遺伝学的検査の特殊性，そしてわが国における遺伝学的検査に関する費用負担を含めた体制整備，標準化や精度管理，専門家育成などの課題について解説する。

はじめに

　ヒトゲノム・遺伝子解析研究の進展により，2003年にはヒトの細胞がもつ約30億塩基対の塩基配列の一次構造が決定された。原因不明であった様々な疾患の責任遺伝子や発症のメカニズムが分子レベルで次々に明らかにされつつある。責任遺伝子の明らかになった単一遺伝子疾患については，新たな臨床診断法として遺伝学的検査が診療に用いられつつあり，さらに原因に基づく病態の解明や治療へ向けての研究が進められている。
　遺伝学的検査は，確定診断/鑑別診断しようとする疾患ごとに解析手法も結果の解釈も異なる。本稿では，概念が定着していないと思われる「遺伝学的検査」についての正確な理解を深めていただけるよう，遺伝学的検査に関する用語，臨床応用，特殊性，そして様々な課題について解説する。

キーワード

遺伝学的検査，染色体検査，遺伝子検査，生殖細胞系列変異，体細胞変異，遺伝疾患，確定診断，保因者診断，発症前診断，易罹患性診断，出生前診断，ACCE

I.「遺伝学的検査」と「遺伝子検査」

「遺伝学的検査（genetic testing）」とは，医療の現場で臨床検査として用いられる生殖細胞系列の遺伝情報を明らかにするために実施される検査をいう。遺伝子検査と同意語という印象があると思われるが，遺伝学的検査は，ヒトが生まれながらに有している病気や体質と関連のある遺伝子や染色体などの遺伝情報の変化を明らかにしようとする検査であり，「ヒトの遺伝情報を含む染色体・DNA・RNA・タンパク質（ペプチド）・代謝産物などを解析もしくは測定することにより結果が得られる検査」と定義される。遺伝疾患との関連，すなわち何らかの遺伝要因が原因となっていることが想定される症状／病態を有する患者やその家族に対して，細胞遺伝学的手法・分子遺伝学的手法・遺伝生化学的手法を用いて実施される検査（染色体検査，遺伝子検査，遺伝生化学検査）が該当する。ある疾患の遺伝要因との関連が研究として明らかになったのち，ACCE〔分析的妥当性，臨床的妥当性，臨床的有用性，倫理的・法的・社会的問題の解決（010〜019ページ参照）〕について検討を重ね，臨床検査としての有用性が確立していることが必要である。

「わかりにくい遺伝・遺伝学の概念」について「総論」で述べられているが，「遺伝子を調べる検査」のことをいう「遺伝子検査」も，十把一絡げに扱われてしまっていることで混乱をまねいている。特に医療においては技術的に同じ分子遺伝学的手法を用いてはいても，「何（試料）を用いた何のための遺伝子検査なのか」によって扱いや解釈が異なる。現在，臨床検査として用いられている主な遺伝子検査は，感染症の原因の特定，治療法の選択やその効果の確認を目的に細菌・ウイルスなどの病原体の有無や種類を調べる遺伝子検査と，固形腫瘍における癌細胞や白血病における骨髄の細胞に生じた体細胞変異（somatic mutation）について検索する遺伝子検査である。細菌・ウイルスなどの病原体の遺伝子検査は，生体試料を扱うとはいえ検出のターゲットは外来の微生物であり，また癌細胞の遺伝子検査や癌細胞の染色体検査はヒトの組織・細胞を用いる検査であるが，次世代に受け継がれない体細胞変異を起こした癌細胞の有無や悪性度などを判定することが主目的である。しかし，「総論」で述べられているとおり，倫理的配慮が必要な生殖細胞系列変異（germline mutation）を調べる場合の分子遺伝学的検査は，臨床検査の枠組みで実施されるものであっても，病原体の遺伝子検査や癌細胞の遺伝子検査とは明確に区別して考えることが必要であり，検査を依頼する

表❶　遺伝学的検査の臨床応用

対象	生殖細胞系列の遺伝情報
方法	細胞遺伝学的検査法（染色体検査），分子遺伝学的検査法（遺伝子検査），遺伝生化学的検査法（生化学検査，遺伝子検査）
目的	確定診断，保因者診断，発症前診断，易罹患性診断，薬理遺伝学的診断，出生前診断，新生児スクリーニング
適応	1. 先天性の染色体異常症や，原因の同定された既知の遺伝疾患の確定診断／鑑別診断（染色体異常症，奇形症候群，先天代謝異常症，骨系統疾患，神経筋疾患，家族性腫瘍など） 2. 習慣流産や不妊症など生殖障害の原因検索（染色体均衡型構造異常など） 3. 発端者の当該疾患の責任遺伝子変異の特定された常染色体優性遺伝疾患の発症前診断・易罹患性診断（神経筋疾患，家族性腫瘍など） 4. 染色体異常症や責任遺伝子変異の特定された常染色体劣性遺伝疾患／X連鎖遺伝疾患の患者家族の保因者診断（染色体均衡型構造異常，先天性代謝疾患など） 5. 親の染色体均衡型構造異常や遺伝子変異が同定された重篤な遺伝疾患の家系の出生前診断

側も実施する側も慎重に扱わなければならない〔「遺伝学的検査に関するガイドライン（10学会ガイドライン）」，「ヒト遺伝子検査受託に関する倫理指針」参照〕。

II. 遺伝学的検査の臨床応用

　遺伝学的検査は，クライエント／家族にとって最善の医療サービスを提供するためのオプションとして提示されるべきものであり，遺伝子医療体制の整った施設における包括的な診療システムの中で十分な倫理的配慮をもって取り扱われることが望ましい。わが国で遺伝医療として実施されている主な遺伝学的検査の臨床応用について表❶にまとめた。以下にそれぞれの適応について解説を加える。

1. 先天性の染色体異常症や，原因の同定された既知の遺伝疾患の確定診断／鑑別診断（036～049，050～059ページ参照）

　多発奇形・精神運動発達遅滞・成長障害・特異顔貌を伴っている場合には，何らかの染色体異常を疑って検査が考慮されることが多い。ある新生児スクリーニングによると，約0.8％の頻度で何らかの染色体異常を有した児が出生する。そのうち約半数は，通常臨床的症状を伴わない均衡型構造異常であるが，残りは遺伝子量の過不足を伴っている染色体異常症である。先天異常を有する児に不均衡型染色体構造異常が見出された場合，約半数の家族で患児の両親のいずれかに均衡型構造異常が認められる。その場合，次子の再発率を考慮した遺伝カウンセリングが必要な場合があり，さらに家族の希望により出生前診断が考慮される場合

もある（4, 5参照）。

　先天代謝異常症，奇形症候群，骨系統疾患は，生後すぐに，または新生児〜乳幼児期に疑われ，確定診断を目的に遺伝子検査が考慮される場合が多い。現時点では，ほとんどの遺伝疾患は原因となる遺伝要因を根本的に治療することは困難であるが，新生児スクリーニングが実施されている先天代謝異常症の中にはフェニールケトン尿症のように早期診断することにより早期発見・早期対応に結びつけられる疾患も増えてきた。根本的に治療法のない疾患でも，遺伝学的検査によって正確に確定診断をすることにより，予測される合併症への早期対応など今後の治療方針・患者のQOL向上に役立つ情報を得ることができる。また，臨床的に診断可能なダウン症候群などの染色体異常症でも，核型の確認などにより遺伝カウンセリングに必要な情報を得ることに結びつけられる場合には核型分析が考慮される。

　小児期発症の神経筋疾患（Duchenne型筋ジストロフィー，福山型筋ジストロフィーなど）に対する遺伝学的検査は，通常，何らかの臨床症状が当該疾患を疑わせる患者に考慮される。すべての細胞に共通する遺伝情報を調べるので，採血するだけで，筋生検などの侵襲的検査を実施しなくても診断できることも利点である。ただし，臨床症状や生化学的検査など，他の臨床所見などにより診断が確定できる場合もあり，遺伝学的検査により得られる情報が患者／家族にとって必ずしも有用とはいえない場合には，技術的に実施可能であるからといって必ず実施しなければいけないということではなく，むしろ遺伝情報を明らかにすることにより他の血縁者にも影響を与えうることを認識したうえでの検討が必要と考える。また，小児に対して実施する場合，年齢や本人の発達に応じて，患者本人からもインフォームド・コンセントを得ることも考慮される必要がある。

　通常，成人期に発症する家族性大腸ポリポーシス，多発性内分泌腫瘍症などの家族性腫瘍や，脊髄小脳失調症，Hunchington病，筋強直性ジストロフィーなどの神経筋疾患の確定診断に，遺伝学的検査が考慮される場合がある。しかしながら，これらの疾患は，すでに発症している患者にとっては，遺伝学的検査を実施することによって新たな治療上有用な情報が得られない場合もある。後述する血縁者への発症前診断・保因者診断（3, 4参照）とその後の対応のため，発端者の遺伝子変異を特定する必要から実施を考慮されることが多いと考えられ，患者本人の確定診断／鑑別診断であっても倫理的配慮が求められる。

2. 習慣流産や不妊症など生殖障害の原因検索

　生殖障害の場合，数多くある生殖障害の原因の1つとして染色体検査が考慮される。約0.4％の頻度で出生すると考えられている性染色体異常や，やはり約0.4％の頻度の均衡型構造異常の有無の確認が目的となる。生殖障害のカップルのいずれかに染色体異常が確認されるのは数％といわれており，その後の不妊治療などを含めたカップルの方針決定のための情報となる可能性はあるが，染色体異常がみつかったからといって，それがそれまでのすべての生殖障害の原因かどうかを特定することは非常に困難であり，検査前の情報提供や結果の扱いには慎重な配慮が求められる。

3. 発端者の当該疾患の責任遺伝子変異の特定された常染色体優性遺伝疾患の発症前診断・易罹患性診断（060〜070，071〜079，142〜149ページ参照）

　これまでの一般的な医療は，健常者を対象として行うことを想定していない。しかし，遺伝疾患においては，当該疾患の遺伝子変異を有している可能性のある健常者に対して遺伝学的検査を実施する可能性がある。遺伝子変異が確認されることがほぼ100％将来の発症を意味する浸透率（遺伝子変異を有する者のうち発症する者の割合）の高い遺伝疾患について行うものを発症前診断，浸透率の低い遺伝疾患について行うものを易罹患性診断と区別する。遅発性の常染色体優性遺伝病で遺伝子変異は有しているもののまだ発症していない者を未発症者といい，厳密には，後述する劣性遺伝病の保因者とは区別される（4参照）。ただし現実には前者も保因者と呼称されることが多い。

　家族性大腸ポリポーシスのように浸透率の高い遅発性の常染色体優性遺伝疾患患者の家族にとっては，前述のように発端者の遺伝子変異が特定された場合には，遺伝情報を共有する血縁者の発症前診断が考慮される（表❶−適応3）。しかし，神経筋疾患など現時点で根本的な治療法も予防法もない疾患の場合は，技術的に発症前診断が可能であっても特に慎重に対応する必要があり，また遺伝子差別を引き起こさないような方策も検討されなければならない。また，家族性乳癌などの易罹患性診断では，変異が確認された場合に将来の発症のリスクが高いことは判定されるものの不確定な情報といわざるをえず，やはり扱いが難しい。

4. 染色体異常症や責任遺伝子変異の特定された常染色体劣性遺伝疾患／X連鎖遺伝疾患の患者家族の保因者診断

　遺伝子変異を有しているが本人は発病しておらず，将来にわたって発症しない者を保因者という。不均衡型染色体構造異常の子どもを有する両親の約1/2に，

両親のいずれかが関連する均衡型構造異常を伴うことが知られている。また，両親がたまたま同じ常染色体劣性遺伝疾患（AR）の遺伝子変異をともに一方の染色体に有している場合，罹患児が生まれる確率は約1/4となる。さらに，X連鎖劣性遺伝疾患（XLR）の男児の母は，一方のX染色体に患児と同じ変異を有している場合がある。均衡型構造異常や，劣性遺伝疾患の遺伝子変異を一方の染色体に有している人を保因者といい，家系内の患者の染色体異常や遺伝子変異が明らかにされている場合に，当事者が保因者であるかどうかを明らかにし，将来同様の遺伝疾患の子が生まれる可能性があるかどうかを正確に知るために行われることが多い。まれに女性発症が知られているXLRの場合は，直接本人の健康管理に役立つ情報ともなるが，保因者診断は原則として本人の健康管理に役立てられることはない診断行為であることに留意することが必要である。保険会社の誤った知識によって保因者が保険加入を断られたという事例もあり，遺伝教育の不十分なわが国においては，遺伝情報の取り扱いには十分な配慮が必要である。

5. 親の染色体均衡型構造異常や遺伝子変異が同定された重篤な遺伝疾患の家系の出生前診断（080〜088ページ参照）

染色体異常や遺伝性疾患の子が生まれるリスクの高い妊婦を対象に，羊水穿刺や絨毛穿刺などにより胎児由来の組織・細胞を得て，遺伝学的検査を行うものである。高齢妊婦などを対象に考慮される染色体検査のようにスクリーニングとして実施される場合もあるが，通常は，発端者となる患者が家系内にいて，出生前診断を受けたいと考えるカップルのいずれかあるいは両方が染色体異常や遺伝子変異を有しており，その変異が遺伝学的検査によって確認できていることが必要である。一方，先天異常児の一般出生頻度は3〜5%であり，そのほとんどは突然変異であることが知られている。出生前診断として解析できるのは対象となった特定の疾患のみであり，当該疾患の出生前診断をすることがすべての先天異常児出生を否定するものではないことを十分に認識しておく必要がある。

また，出生前診断では，異常が認められた場合には人工妊娠中絶が考慮されるので，生命の選別という倫理的問題がある。現在，重篤な疾患を有する家系のカップルが望む場合には許されるのではないかと考えている者が多いが，どこまでを重篤とするかの明確な判断基準はなく，慎重な対応が必要である。

近年ではまれな遺伝疾患だけでなく，誰にでもなじみのある高血圧，糖尿病，心筋梗塞などの生活習慣病や癌も，そしてほとんどが環境要因と考えられていた

感染症についても，その罹りやすさには個々人の遺伝要因が関与していることが明らかになってきた。あらゆる健康の問題に遺伝要因が関係しているということで，将来は個々人の薬物反応性・疾患感受性などの，いわゆる体質の違いを考慮に入れたオーダーメイド医療，すなわち個別化医療が導入され，遺伝学的検査の役割がますます大きくなることが予想される。薬理遺伝学的診断は現在急速に研究が進められており，一部の治療薬について個々人の遺伝子多型と薬物反応性の関連がすでに証明され，効果・副作用の予測や適切な投与量決定のための検査が近い将来，臨床応用されることが予測される。

一方，ACCEがまだ不明な段階であるにもかかわらず，フィットネスセンターやエステサロンなどで，例えば太りやすさに関連するといわれている遺伝子検査を実施するといった医療でない遺伝子検査ビジネスが一部で展開されており憂慮すべきことである。検査をする側の問題であるが，一方，検査を受ける側の正確な知識のなさがそういった行為を許すことにつながることを考えると，一般に対する遺伝教育の普及の必要性を強調したい。

III. 遺伝学的検査の特殊性

遺伝学的検査の最も重要な特殊性は，繰り返し述べているように検査対象者の生涯変わることのない個人遺伝情報を調べるという重要性にある。しかも，その個人遺伝情報は，個人のものでありながら，血縁者と一部共有しているものでもある。通常の臨床検査は，新生児スクリーニングや人間ドックなどのスクリーニング的に行われる検査を除けば，通常，被験者に何らかの症状がある病人を対象として行われるのが一般的である。病気になった患者を対象に病気になった時の状態が正常であった時とどう違うかを把握するために行われ，病気が治ったら正常な値に戻る。しかし，遺伝学的検査は，ある患者の確定診断が目的であった場合でも，受精卵の時点で決まっていた原則としてすべての細胞に共通の遺伝情報を調べるものなので，従来，筋生検や肝生検などの侵襲的検査を含む数多くの検査を総合して診断されていた疾患に対しても，ほとんどは血液を採取するだけで確定診断が可能である。また，原則として生涯変化しない遺伝情報を調べるので，人生のあらゆる時期に検査が可能であり，遺伝疾患を発症している発端者と遺伝的背景を共有している検査時点で健常な血縁者に対しても，将来の発症の有無を予想しうる可能性のある発症前検査や易罹患性検査として，また発端者の血縁者の保因者検査として，さらには出生前の胎児に対して出生前検査として行うこと

も可能という点に特殊性がある。

　一般に，「遺伝学的検査」という技術を用いれば，新たな有用な情報が確実に正確にわかるといった印象をもたれているのではないだろうか。しかし，染色体は形態学的診断技術であるがゆえの様々な限界が存在するし，また遺伝子検査もATGCの塩基の違いをみるという確実な結果が得られる検査と思われがちであるが，その結果や解釈は必ずしも単純ではない。遺伝学的検査には下記に述べるような様々な困難が存在し，結果がでない場合や不確定な結果となる場合も少なくない。

　まず，責任遺伝子が明らかになった疾患について「遺伝学的検査」を実施しようという場合，同じ疾患であっても，通常，家系ごとに変異が異なるため（対立遺伝子異質性 allelic heterogeneity），発症前診断や保因者診断には発端者の遺伝学的検査で変異が確認されている必要がある。変異の場所がほぼ決まっている疾患，頻度の高い場所が判明している疾患，臨床症状により変異の場所の予測がつく疾患などもあるが，責任遺伝子内のあらゆる場所にほぼ家系ごとに異なる変異を認める疾患もある。

　また，脊髄小脳変性症など臨床的に同じ疾患に分類されていても，原因遺伝子が複数存在する場合（遺伝子座異質性 locus heterogeneity）には複数の遺伝子を調べる必要がある。

　さらに，責任遺伝子の機能に影響する遺伝子変異には，塩基置換，塩基欠失，塩基挿入，遺伝子変換，反復配列数の変化など複数のタイプの遺伝子変異があり，それぞれの変異によって異なる検出法を組み合わせなければならない。Duchenne型筋ジストロフィー（DMD）の検査を例に考えてみよう。DMDでは約65％は1～数エクソンの欠失であることが知られているので，初めて検査する家系の発端者男児の遺伝学的検査としてはmultiplex-PCR法などが有用であり，そこで変異がみつからなかった場合には，約25～30％の患者に見出される小さな塩基欠失/挿入，点変異，スプライス異常などの検出を試みることになる。その場合，ダイレクトシークエンス法が基本になるが，DMD遺伝子は約2Mbもの巨大な遺伝子であり，いきなりダイレクトシークエンスすることは困難なため，まずDHPLC法などの変異検出法でのスクリーニング法を併用することが多い。それでも変異がみつからない家系は，約6～10％の家系に見出される1～数エクソンにわたる重複変異を検出するため定量PCR法などが必要である。まれではあるが，染色体転座を伴っている場合があり，その確認にはG分染法も

必要である．multiplex-PCR法でエクソン欠失を確認できた発端者男児の母親や女性同胞が保因者検査を希望した場合は，女性保因者であっても1本のX染色体は正常なので通常のPCR法では検出できず，定量PCR法やFISH法による確認が必要ということになる．

加えて，ヒトには正常多型（染色体異形，CNV, RFLP, VNTR, STS, SNPなど）が存在するし，また臨床症状と関係のない染色体異常やゲノムの変化がみつかることもある．したがって，何らかの変異が見出されたとしても，場合によってはそれが正常多型なのか疾患の発症と関係があるのかが不確定である結果となる場合もある．

IV. 遺伝学的検査の現状と今後の課題

1. 臨床検査として実施するための体制整備と費用負担

近年の遺伝医学研究の進歩にはめざましいものがあり，新たに得られた知見を臨床応用できるようになった場合に受ける恩恵は大きい．にもかかわらず，わが国では，研究として行われていた遺伝子検査をいつどのような過程を経て臨床検査として認めてゆくのかについてのシステムがない．わが国において臨床検査として通常の医療に用いられるには，健康保険適用となっていることが重要である．染色体検査は1974年から健康保険適用となっているが，当時可能だったのは単染色法による検査であり，その後，分染法の加算が収載されたが，分子細胞遺伝学的手法を用いたFISH法が欠かせない検査となってきた現在の診療にはそぐわないものとなってきた．一方，遺伝子検査では，2006年に複数の施設で高度先進医療として対応されていた進行性筋ジストロフィー症（Duchenne型筋ジストロフィー，Becker型筋ジストロフィー，福山型筋ジストロフィー）の遺伝子検査が，生殖細胞系列の遺伝子検査として初めて健康保険に収載された．他にも一部の遺伝疾患の遺伝学的検査が高度先進医療として一部の施設で実施されているが，高度先進医療としては他施設の試料は検査できないので，多くは当該疾患について研究している大学などの研究室に研究協力として解析を依頼しているのが現状である[※1]．ヒトの遺伝疾患は数千あると考えられており，2006年10月現在，約1900の疾患について責任遺伝子が同定されている[※2]．そして，そのうち約1000種類については，欧米では臨床検査として遺伝学的検査が実施されている[※3]．この欧米との差は，わが国の遺伝医療体制の大きな課題である．

遺伝疾患はそれぞれ頻度が低いにもかかわらず，現在検査可能な遺伝学的検

は約1000種類にも及ぶ。核型分析を行う染色体検査は、G分染法という1つの方法を用いて、あらゆる染色体異常症を対象として検索することができるスクリーニング的な検査であるが、遺伝子検査は基本的にはそれぞれの疾患に対応する責任遺伝子の情報に基づく方法であるため、検査法は解析しようとしている疾患ごとに確立する必要がある。したがって、いくら臨床的有用性が認められていても、まれな数多くの遺伝疾患に対応するすべての遺伝学的検査を純粋に臨床検査として解析する体制を整えるのは、各病院の検査室はもとより検査会社としても採算がとれないなどの理由により困難な状況である。

現在わが国では、染色体構造異常の詳細なFISH解析や遺伝疾患の遺伝子検査は、主に大学の研究室で行われているのが実情である。その場合、通常、研究室側の研究費で検査にかかる費用を負担することになるが、研究としての興味のあるうちは検査サービスとして対応しても、検査のための予算がとれなくなったり研究としての重要性がなくなったと判断されれば（通常は臨床検査としての有用性が確立したのち）その研究をやめてしまう、つまり臨床検査としての有用性が確立して遺伝医療に欠かせない段階になると検査に対応する施設がなくなってしまうというジレンマに悩まされている。

欧米はルーチンワークとして実施する遺伝学的検査も継続的に研究に結びつけやすい体制がとられている。米国では大きな遺伝学部のある大学は独自にGenetic Laboratoryを附設していることが多く、臨床検査として自施設のみならず他施設からの検体もルーチン検査としてこなしつつ、ごくまれに見出される症例における予想外の結果から新しい医学研究に結びつけたり、あるいは多数の症例の解析結果を蓄積しなければ得られない研究成果を導き出せる。英国においては、遺伝医療は胎児スクリーニングから主に国立の機関主導で担当疾患を施設ごとに分担して実施しており、研究対象とする頻度の低いそれぞれの遺伝疾患が特定の研究施設へ集まるような組織づくりをしていて、どちらの国でも臨床検査としての遺伝学的検査を研究に発展させうる体制が整っている。遺伝医療は、将来の医学研究に寄与する使命も有していると考えられ、貴重な資源が適切にかつ有効に取り扱われるためにも、わが国においても対象疾患ごとに遺伝学的検査を実施できる施設を国内で確保することと、そのために必要な費用負担が担保されることについてのシステムづくりを早急に検討する必要があると考える。

2. 遺伝学的検査の標準化

10学会のガイドラインの「Ⅱ. 遺伝学的検査の実施」に、「(2) 遺伝学的検

を行う場合には，その検査がもつ分析的妥当性，臨床的妥当性，臨床的有用性が充分なレベルにあることが確認されていなければならない。(3) 遺伝学的検査を担当する施設は常に新しい遺伝医学的情報を得て，診断精度の向上を図らなければならない」と謳われているが，わが国には遺伝学的検査の精度管理を誰がどのように行い，どのように評価し，どのようにフィードバックして精度の向上につとめるかということが議論されておらず，現実にはそのためのシステムが存在していない。今後の遺伝医療の発展には，遺伝学的検査の精度管理が必須であることは疑いの余地はないと考えられ，ある遺伝学的検査を診療に応用しようとする場合，さらにはある遺伝学的検査を臨床検査として普及させてゆくためには，遺伝学的検査を実施する施設の技術などを，各施設で定めた精度管理基準で実施するのはもちろんのこと，将来的には第三者機関の監視・評価するシステムも必要となってゆくと考える。

　米国では，遺伝医学関連の有資格者が中心となって活動している American College of Medical Genetics 学会で，遺伝学的検査実施に際しての具体的なガイドライン「Standards and Guidelines for Clinical Genetics Laboratories 2006 Edition」[4] を定めており，遺伝学的検査を実施する場合にはそのガイドラインの遵守が求められている。さらに，臨床検査として検査を実施する施設は，米国の国の機関である Clinical Laboratory Improvement Amendments (CLIA) の監視下におかれる。各施設は責任者の要件・設備・試料の扱い・解析手順・報告方法などにつき，実施する検査の目的／対象／方法ごとに基準を満たし，精度管理については定期的に第三者機関の審査を受け，基準を満たさなければ認定を剥奪される。わが国と医療システムが違うとはいえ学ぶべきところは大きい。わが国でも，日本人類遺伝学会で，遺伝学的検査を診療のために提供している施設において，各施設の努力目標とすべきガイドラインの作成を進めることを目標として，遺伝学的検査標準化準備委員会を立ち上げた。2006 年 10 月にすでに保険適用となっている染色体検査について標準化ガイドライン「遺伝学的検査としての染色体検査ガイドライン」が提案された[5]。

3. 遺伝学的検査専門家の育成

　米国においては，専門医制度に属する団体として，遺伝医学関連の資格認定制度である American Board of Medical Genetics で Clinical Genetics (MD 対象)，Clinical Cytogenetics (PhD/MD 対象)，Molecular Genetics (PhD/MD 対象)，Biochemical Genetics (PhD/MD 対象) の資格認定を行っており，英国において

も Laboratory Scientist となるべき人材を養成している．ともに，単なる技術者としての認定ではなく，遺伝医療を担う一専門分野の専門家として，広範な遺伝医学の基本的知識と各専門検査についての高度な専門知識を得られるような教育プログラムが工夫されている．資格取得後は遺伝学的検査を実施する各施設に責任者として配置され，検査室の活動の中心となるとともに，標準化ガイドラインの策定など国内の遺伝学的検査のレベル向上のための活動や，遺伝医学教育の普及に貢献している．わが国においては，染色体検査についての資格認定として臨床細胞遺伝学認定士（日本人類遺伝学会認定）や染色体分析技術認定士（日本染色体遺伝子検査学会認定）があるが，現時点においては上記欧米の資格基準と肩を並べられるものではない．今後，レベルアップをはかるとともに，まだ資格制度のない遺伝子検査や遺伝生化学検査についての資格認定についても早急に検討することが望まれる．

おわりに

遺伝カウンセリングの実施という側面での遺伝子診療体制は普及しつつあるとはいうものの，遺伝学的検査に関しては，検査実施についての体制整備も人材育成も進んでいないのがわが国の実情である．遺伝学的検査は，新たな技術の開発により大幅に変わってゆく可能性がある．遺伝医学の進歩，特に解析技術の進歩はめざましいものがあり多様化が進んでいる．そのようななかで，すべての医療関係者がすべての新たな解析技術について遅れずについてゆくことは困難になっている．技術にはそれぞれ長所短所があり，遺伝医療として必要な結果の解釈も技術によって異なる可能性がある．遺伝医療の重要な一端を担う遺伝学的検査について，検査体制の整備とともに専門家の育成を早急に進める必要がある．

✤ 注釈 ✤

1. 「ヒト Germline 遺伝子・染色体検査オンラインデータベース」臨床遺伝医学情報網（いでんネット）〈http://www.kuhp.kyoto-u.ac.jp/idennet/〉より
2. Online Mendelian Inheritance in Man（OMIM）〈http://www.ncbi.nlm.nih.gov/entrez/query.fcgi?db=OMIM〉より
3. GeneTests〈http://www.geneclinics.org/〉より
4. http://www.acmg.net/Pages/ACMG_Activities/stds-2002/stdsmenu-n.htm
5. http://jshg.jp

涌井　敬子

1983 年	埼玉県立小児医療センター臨床検査部臨床検査技師
1996 年	信州大学大学院医学研究科入学
2000 年	同修了，医学博士取得
	信州大学医学部衛生学講座助手
	信州大学医学部附属病院遺伝子診療部（兼務）
2001 年	米国ベイラー医科大学分子人類遺伝部，博士課程修了後，客員研究員
2003 年	信州大学医学部社会予防医学講座遺伝医学分野（講座名変更）助手
2004 年	同嘱託講師

2. 遺伝看護の実践 －クライエントに寄り添う

山下　浩美

> 遺伝子診療部では，遺伝について悩みや不安を抱えている患者や家族の相談に応じ，遺伝カウンセリングを行っている。看護師は予約からフォローアップまで全体を通してクライエントに関わり，クライエントがその人らしく生活できるように支援する役割をもっている。遺伝子診療部を訪れるクライエントの疾患や悩みは様々であり，対応も個別であるが，3つの事例を提示しながら看護師の関わりを紹介する。

はじめに

　遺伝子治療・オーダーメイド医療といった遺伝子を扱った医療への期待が高まる一方で，「遺伝」ということにどうしようもない無力感や苛立ちを覚え，悩むことがある。遺伝子診療部では，遺伝性疾患の患者や遺伝について悩みや不安を抱えている患者・家族の相談に応じ，遺伝カウンセリングを行っている。遺伝（遺伝子）について専門的な知識をもつ臨床遺伝専門医，臨床心理士，看護師がチームを組み，診察や診断，医学的情報の提供だけでなく，クライエントや家族の健康管理，生活を支えるための社会資源の紹介や心理的サポートを行う。看護師はクライエントに予約からフォローアップまで全体を通して関わり，クライエントがその人らしく生活できるように支援する役割をもっている（図❶）。正確な理解を促すことはもちろん大切であるが，遺伝に関する問題は情報を得たからといって解決するものばかりではない。そして，クライエントにはそれぞれの歴史や社会的背景があり，その悩みや不安は疾患や遺伝形式によって区別されるほど単純ではない。ここでは，遺伝子診療部を訪れたクライエントの事例を示し，

キーワード

遺伝看護，遺伝カウンセリング，遺伝性疾患，神経線維腫症Ⅰ型，出生前診断，NT（nuchal translucency），羊水検査，染色体異常症

図❶ 遺伝カウンセリングの流れと看護師の役割

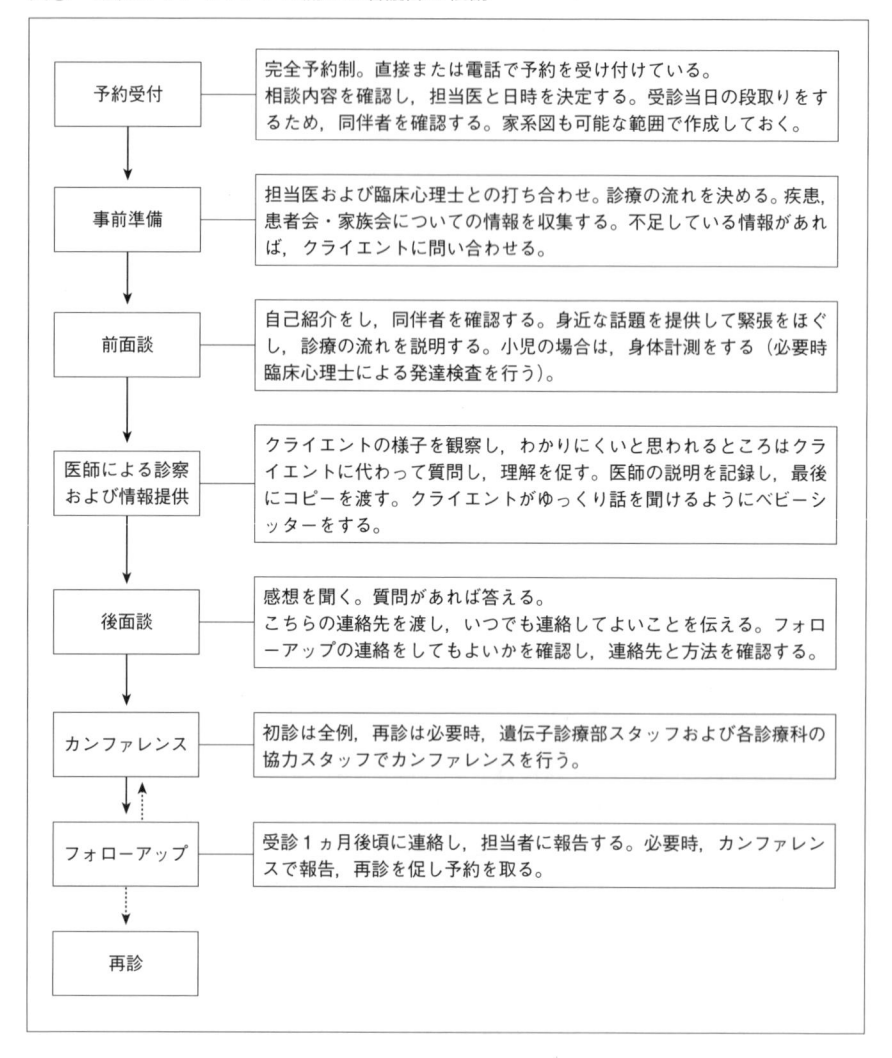

予約受付: 完全予約制。直接または電話で予約を受け付けている。相談内容を確認し、担当医と日時を決定する。受診当日の段取りをするため、同伴者を確認する。家系図も可能な範囲で作成しておく。

事前準備: 担当医および臨床心理士との打ち合わせ。診療の流れを決める。疾患、患者会・家族会についての情報を収集する。不足している情報があれば、クライエントに問い合わせる。

前面談: 自己紹介をし、同伴者を確認する。身近な話題を提供して緊張をほぐし、診療の流れを説明する。小児の場合は、身体計測をする（必要時臨床心理士による発達検査を行う）。

医師による診察および情報提供: クライエントの様子を観察し、わかりにくいと思われるところはクライエントに代わって質問し、理解を促す。医師の説明を記録し、最後にコピーを渡す。クライエントがゆっくり話を聞けるようにベビーシッターをする。

後面談: 感想を聞く。質問があれば答える。こちらの連絡先を渡し、いつでも連絡してよいことを伝える。フォローアップの連絡をしてもよいか確認し、連絡先と方法を確認する。

カンファレンス: 初診は全例、再診は必要時、遺伝子診療部スタッフおよび各診療科の協力スタッフでカンファレンスを行う。

フォローアップ: 受診1ヵ月後頃に連絡し、担当者に報告する。必要時、カンファレンスで報告、再診を促し予約を取る。

再診

支援の実際について紹介する（表❶）。

Ⅰ. 苦悩に寄り添う

　遺伝性疾患の1つに神経線維腫症Ⅰ型がある。フォン・レックリングハウゼン病とも呼ばれるその疾患は、体にカフェ・オ・レ斑という茶色い斑点が複数でき

表❶ 遺伝子診療部に寄せられる相談

領域	相談内容
小児	診断目的，希少な疾患で情報がない，遺伝性疾患患児の健康管理や療育について，次子が同じ病気になる可能性
成人	診断目的，希少な疾患で情報がない，血縁者に遺伝性疾患罹患者がいる，血縁者に癌などの腫瘍疾患患者が多い，近親婚（いとこ婚）
出生前	自分が遺伝性疾患患者（または保因者）や染色体均衡転座がある，上の子が遺伝性疾患患者である，胎児異常を指摘された，高齢妊娠

たり，神経線維腫という皮膚のふくらみができたりする疾患である。症状が軽度であれば病院を受診しない患者も多く，疾患というより体質として自然に受け入れていることも多い。常染色体優性遺伝病であり，両親のどちらかがこの疾患をもっている場合，子どもは50％の確率で同じ疾患をもつことになる。症状は個人差があり必ずしも親と同じであるとは限らない。皮膚症状だけの場合もあるし，脳腫瘍や悪性腫瘍ができることもある。

〈ケース1〉30歳代 女性。「お母さんのせいだからね」女性は同じ疾患をもつ母親を責めた。女性は体にある斑点やふくらみがたいへん気になっていてインターネットで検索しては鬱々としていた。母親からの遺伝であることがわかってからは，自分のつらい気持ちを母親にぶつけていた。母親は自分の皮膚の症状を体質として受け止めており，それを理由に病院を受診したことはなかったため，疾患についての詳しい情報をもっていなかった。かかりつけの内科医に相談し，遺伝子診療部を紹介された。「娘に私のせいだと責められるが，どうしたらよいのかわからない。娘も詳しい話を聞きたいと言っているので一緒に相談に行きたい」。女性は以前受診した病院で診察を受け，皮膚の様子をみた男性医師から「気持ち悪いね」と言われて傷ついた経験があり，女性医師を希望しているという。希望にそって対応するように段取りをした。受診当日，女性は母親と一緒にかなり緊張した面持ちで来院した。疾患について詳しい話を聞いたことがないので聞きたいという。女性医師から疾患についての情報を提供した。かなり専門的な内容も含まれていたが理解できているようだった。遺伝性についても話があったが，女性から母親を責めるような発言はなかった。女性は母親のほうをほとんど見ず，また母親は質問されたとき以外は黙っていた。女性は受診までの経緯を話したときに涙をみせたが，表情は硬いままだった。

1. 女性への支援

　終始表情は硬く，平静を装っているようだった。女性は皮膚症状に対する周囲の心無い反応に傷ついていた。ある男性医師の言葉をはじめ，交際していた男性の両親には病気を理由に結婚を反対され，悩んで訊ねた皮膚科の開業医では「治りませんよ」とあっさり言われた。女性が自分の気持ちを語れる場として，臨床心理士が一対一で面接を行った。初回の面接ではこのような体験も語らなかったが，他の診療科受診の機会にも臨床心理士による面接をセッティングし継続的に面接するなかで，自分のつらい気持ちを語りはじめた。健康管理としては，眼科や皮膚科の受診が必要であったが，これまでの経験から初めての診療科の受診には緊張があった。各診療科の看護師と連携して担当医師を検討し，この疾患について詳しく信頼できる医師であることを説明した。また，連絡先を渡していつでも連絡してよいことを伝え，質問があった場合にはすぐに対応し，必要に応じて医師と直接話をする場を設けた。女性は受診と面接を繰り返し，徐々に医療者に対して笑顔をみせるようになっていった。

2. 母親への支援

　母親との面接は看護師が行った。「私のせいだって言われてもねえ」母親は娘に責められてどうしてよいかわからずひとり悩んでいたと語った。女性が交際していた人と病気を理由に別れたこともあり「もう結婚できないのではないか」と娘の将来を心配していた。症状が表在する疾患は特に，周囲に受け入れられることが疾患をもつ自己を受け入れることにつながる。娘の皮膚の症状に対する周囲からのネガティブな反応に母親も傷ついていた。「娘の相談に乗ってもらえるところができてうれしい。私ではどうしようもなくて」よろしくお願いしますと頭を下げた。母親自身は深刻な皮膚症状はなく体調もよいということだったが，注意が必要な症状について話し，看護師の連絡先を渡した。1ヵ月後，電話で「娘が以前より少し優しくなった」と家での様子を話してくれた。さらに数ヵ月後には「娘は今付き合っている人がいます。うまくいってくれるといいなと思って」と明るい声で話した。

3. 支援のポイント

　疾患についての情報が得られたからといって，クライエントの問題が解決されるとは限らない。正確な理解を助けるばかりでなく，クライエントの苛立ちと悲しさ，苦悩に寄り添い，クライエントが自身を受け止められるまでゆっくりと付き合うことが大切である。遺伝性疾患では家族がそれぞれの立場で悩みを抱える

ことになるので，ひとりひとり個別に面接してそれぞれの思いを聞き，丁寧に対応していく必要がある。同時に，疾病コントロールのために何をしたらよいかを具体的に示し，継続的に健康管理できるように支援する。疾患の特徴として受診が複数の診療科にまたがるため，コーディネーターとなり，クライエントのプライバシーに配慮しながらそれぞれと連携をとる。遺伝子診療部の窓口として看護師の連絡先を渡し，いつでも連絡してよいことを伝えておく。

II. クライエントの決定を支持する

妊娠中の超音波検査は体に侵襲のない安全な検査であり，通常の妊婦検診として行われている。胎児の大きさを確認するだけでなく，ある程度の外表や内臓の奇形や異常がわかる。妊婦やその家族にとって超音波検査は，胎児を目で見て感じることのできる「楽しみな」検査であり，胎児の疾患や障害を診断されるかもしれない「出生前診断を受けている」という意識はないことが多い。

〈ケース2〉妊婦であるAさんは妊娠11週のときに胎児異常を指摘された。超音波検査でNT（nuchal translucency）と呼ばれる胎児の後頸部浮腫（首の後ろにみられる皮下の液体貯留）が認められたのである。Aさんには3人の子どもがいるが，胎児異常を指摘されたのは今回の妊娠が初めてであった。NTはその厚さに比例して胎児の染色体異常や心奇形の出現する頻度が高くなるといわれている。Aさんは，胎児に染色体異常があるか確認するための羊水検査をしてみてはどうかと勧められた。産科医から遺伝子診療部にAさんの紹介があった。「胎児のNTが厚めであり，羊水検査を勧めた。詳しい話を聞きたいという希望があるので遺伝カウンセリングをお願いしたい」。

1. 遺伝カウンセリング（羊水検査前）

Aさんは夫とともに来院した。受診の目的を確認すると「NTが厚いと言われ，羊水検査を勧められた。詳しい話を聞けるところがあると聞いて受診した」と落ち着いた様子で話した。NTが厚くても染色体異常がないこともあるし，染色体異常があってもNTがみられない場合もあり，NTの解釈は難しい。また，染色体異常の有無は羊水検査でわかるが，染色体異常があっても胎児の予後を正確に予測することはできないし，染色体異常がなくても胎児の健康を保障するものではない。しかし，その結果で妊娠を継続するか否かを判断することになる。そして，まれにではあるが羊水検査がきっかけで流産になることもある。Aさん

と夫は，NTの厚さから割り出された染色体異常の確率や，母体年齢から推測される染色体異常の確率などを冷静に聞いていた。医師の情報提供後，臨床心理士が面接を行った。Aさんは羊水検査を受けるかどうか決めかねていた。とりあえず羊水検査の予約はとっておくことになったが，看護師からは希望があれば何度でも説明の機会を設けることや羊水検査は当日にキャンセルしてもかまわないことを伝え，連絡先を渡した。

2. 遺伝カウンセリング（羊水検査結果を伝える）

Aさんは羊水検査を受けた。その数週間後，産科医から「結果が出たので説明をお願いしたい」と依頼があり，Aさんは夫とともに遺伝子診療部を受診した。羊水検査の結果，胎児には染色体異常がみられた。高頻度に重度の発達遅滞を伴うといわれる染色体異常症であった。Aさんは「結果が出たという連絡をもらったときに，産科の先生が『ちょっと異常があった』と言っていたので覚悟していました」と言い涙ぐんだ。「これからのことは何か決めているのですか？」という医師の問いかけに，夫は「はい」と答え，「しょうがないよな（子どもはあきらめよう）」とAさんを見たが，Aさんはうつむいていた。この場で決める必要はなく，ゆっくり考えていただきたいと伝えたが，夫婦間には温度差があり，夫はそれに戸惑っているようだった。産科医から電話があった日もAさんは家族の前で明るく振る舞っていたので，実は夜ひとりで泣いていたと話すAさんに夫は驚いていた。夫は臨床心理士と2人になったときに「僕は冷たいのでしょうか？」とその戸惑いを語った。Aさんは妊娠がわかってからの経過を振り返り，3人の子と同じように普通に生まれてくるものだと思っていたと話した。「こんなことになると思ってなかった。きっと検査しても何ともありませんでしたよって言われると思っていた。そうしたら安心だと思っていた」。羊水検査は安心するための検査ではない。妊婦は指摘されてしまった胎児の異常に対しての不安を何とか解消したいと考え，そのための情報を求める。出生前診断は必ずしもその手段になりえないことを繰り返し丁寧に伝えることが大切である。羊水検査は妊娠を継続するか否かの選択を視野に入れた検査である。検査前に結論を出す必要はないが，望まない結果であった場合にどうするかを避けずに話し合っておく必要がある。

3. 妊娠は継続しない

妊娠は継続しないことに決め，Aさんは入院した。妊娠20週ぐらいの中期中絶は陣痛を促す薬剤を使用して，お産をするような形で行われる。陣痛がつくま

でには数日かかることも多く，Aさんも分娩までには4日かかった。その間Aさんを孤独にさせないよう毎日訪問した。Aさんはつらい入院であるはずなのに，明るく振る舞っていた。訪問することでかえって疲れさせてしまうのではないかと考え，訪問は短時間とした。質問に対してはできるだけ具体的に答え，体調を確認し，赤ちゃんとのお別れについて希望を聞いて準備を促した。Aさんは赤ちゃんにハンカチで小さな帽子を縫っていた。洋服の準備はなかったが，胎児の体重は300～400g程度であり，新生児用の服でも大きすぎる。Aさん夫妻が洋服の準備をすることは困難であると考えた。そこで看護スタッフで小さな服を2枚縫い，よかったら使ってほしいとAさんに渡した。分娩後にAさんはその1枚を選び，うまくいかないと悩んでいた帽子を選んだ服の余り布で縫った。退院の日，赤ちゃんの支度を手伝い，玄関まで見送った。

4. 1ヵ月後の面談

産後の検診に合わせて面談を行った。赤ちゃんの火葬には夫と子ども3人と一緒に行き，子どもたちも赤ちゃんとお別れできたことを話してくれた。眠れないこともあるが，体はそれほどつらくないという。「外出するのが億劫な感じもあったが，子どもたちのおかげで何とか生活できています」と徐々に自分の生活を取り戻せている様子であった。最後に，いつでも連絡いただいてよいことを伝えた。

5. 支援のポイント

出生前診断は安心のための検査にはなりえない。クライエントが「出生前診断は胎児の健康を保障するためのものではない」ことを理解したうえで検査を受けるかどうか決定することが大切である。クライエントが十分に理解して決定した結果であれば，どちらを選択しても医療者は支援することをはっきりと伝える。そして，クライエントが検査を受けることを決定した場合，医療者は「望まない結果であったときに待っている事態」を知っている必要がある。中絶を希望したときには，分娩や退院のときに慌てないように，妊婦や家族の後悔が少ないように準備を促す。妊娠を継続しないと決めてもその妊娠はなかったことにはならない。中絶後に家族がそれぞれつらい思いを抱えお互いに支えあえなくなっていることもあるので，いつでも連絡できる窓口を明確にし，必要に応じて面談するなど継続的に支援することが必要である。

Ⅲ. 子どもにどう伝えるか

遺伝性疾患は，親から子へ，さらに次の世代へと伝わっていくものだけをさす

のではなく，遺伝子や染色体に突然変異が起き，それが原因で病気となる場合もある。

> 〈ケース3〉Bちゃんの母親は，Bちゃんを育てながら「何か違う」と感じていた。Bちゃんは生まれてからずっと標準より小さめであったが，先天性の心臓疾患があって手術を受けたためだと思っていた。しかし，10歳になっても2つ違いの妹より少し幼い感じがするし，身長が伸びない。インターネットで調べるうち，Bちゃんの症状が1つの染色体異常症によく似ていることに気づいた。「ターナー症候群」というX染色体が1本の異数性染色体異常症である。内科の開業医に相談し，Bちゃんの染色体検査をした。結果は母親が考えたとおり，ターナー症候群であった。母親はその結果をどう受け止めたらよいかわからずにいた。内科医は大学病院の小児科の受診を勧め，そこから遺伝子診療部を紹介された。

1. 遺伝カウンセリング

Bちゃんは両親と3人で来院し，母親は特に沈痛な面持ちであった。Bちゃんには聞かせたくないという両親の希望により，Bちゃんは臨床心理士と一緒に待合室にいた。母親は「何か違うとは思っていたけれど，突然こんなことになってしまってどうしたらいいかわからない」と混乱した様子であった。医師から両親にターナー症候群について説明があった。母親はインターネットで情報を得て知ってはいたが，不妊症になる可能性があることについて特にショックが大きいようであった。父親は説明を冷静に聞き，「事実は事実として受け止めるしかない」と今後の健康管理について質問していた。Bちゃんへの告知には両親とも抵抗があったため，Bちゃんには疾患名は告げず，本人も少し気にしている低身長について話をし，他にもいくつか気をつけたほうがいいことがあるので通院は続けましょうと説明した。

2. 両親への支援

まず両親が疾患を受け止めることが必要であると考えて，当事者も執筆している冊子を，その気になったら読んでみてほしいと渡した。また，患者会に誘ってみると両親そろって参加した。患者会では子どもにいつどんなふうに伝えているのかを質問していたが，告知について消極的な意見が多かった。一方で，就学前から両親とともに患者会に出席し，自然に自分の疾患を受け入れている子もいた。母親はやはり告知についてはまだ考えられないと言っていた。しかし，それから

2回目の小児科受診時, 母親が「Bに病気のこと話しました」と声をかけてくれた。病院から帰る車の中で「Bはターナー症候群っていう病気なんだって」と話すとBちゃんは「ターナーってかわいい名前だね」と言ったそうである。Bちゃんの思いがけない言葉に母親は驚き, またほっとした。家で, ターナー症候群のために低身長になっていることなどを話した。それからは, Bの目に触れないようにと棚の上にしまっていた冊子もすぐ見ることのできる場所に移動したという。また, 別の患者会にも家族そろって出かけて疾患について学習し, 他の家族との交流を深めている。Bちゃんも患者会で同じ年代の友達をつくってメールなどで情報交換している。Bちゃんの前向きな様子に母親は徐々に落ち着きを取り戻し「心配はあるけどね」と言いながらも笑顔をみせるようになった。

3. Bちゃんへの支援

Bちゃんは年齢よりも幼くみえるが, 将来の夢をもち積極的に活動するしっかりした子であった。両親を尊敬する言葉も聞かれ, 両親との信頼関係もよかった。母親からの告知以降は, 必ず本人に何か心配なことがあるかを聞いて, 理解に合わせて疾患の説明をした。医師からの説明の時は両親のどちらかが一緒であることが多かったが, 臨床心理士や看護師とは一対一で話をすることもあった。Bちゃんは, 自分なりに疾患を捉え対応しようとしていた。Bちゃんから積極的に相談を持ちかけてくることはまだないが, いつでも連絡してよいことを伝え, 連絡先を渡している。

4. 支援のポイント

小児の場合は, 親と子双方のケアが必要となる。染色体異常症などの生まれつきの体質ともいえる疾患をもつ子どもの両親は「何か違う」と感じながら子育てをしていることが多い。成長や発達の遅れを指摘されて, 自分の子育てに原因があるのかと悩んだり, 思い過ごしではないかと不安な気持ちを否定したりする。子どもの診断がついたときの反応は様々で, 自分の子育ての問題ではなかったとほっとしたり, あるいは生んでしまった責任や罪悪感を覚えることもある。父親と母親は子どもに対する思いが必ずしも一致せず, また子どもの疾患を受け入れるプロセスもそれぞれであり, お互いに寄り添えずに孤立していることがある。医療者は不安の一つ一つに丁寧に答え, その人なりに疾患を受け止められるまで待つ姿勢が必要である。そして, 子どもへの告知時期は両親の希望にそうとしても, 子どもから質問があったときにはごまかしたりうそをつかないことである。子どもは親や医療者との信頼関係があることで, 疾患をもった自己を受け入れる

ことができる。子どもの理解に合わせた言葉で正確な情報を伝え，疑問にはそのつど丁寧に答えることが大切である。

おわりに

　遺伝子診療部を訪れたクライエントの事例を紹介した。事例はほんの一部に過ぎないが，相談に訪れるクライエントは，出生前，小児，成人とその領域は幅広く，また遺伝性疾患はすべての診療科において無関係ではない。看護師は遺伝子診療部のような特殊な診療科においてだけでなく，どの場面においても遺伝看護を実践する機会がある。看護職者は地域においても病院においてもクライエントにとって最初に出会う医療者であり，一番身近な医療者であることが多い。遺伝に関する悩みや不安をもつ患者やその家族に話しかけられたときに，避けることなく話を聞き対応できるようなスキルを習得する必要がある。そしてそれ以前に，遺伝に関する問題に悩む人々がいることを知っていることが，支援を必要とするクライエントをキャッチできる第一歩と考える。施設やチームの構成により担う役割は様々であるが，看護師はどの場面においてもクライエントの生活を支える責任をもっていることを忘れてはならない。

山下　浩美
1989年　信州大学医療技術短期大学部看護科卒業
　　　　信州大学附属病院に就職
2001年　同遺伝子診療部専属看護師

3. 遺伝子解析と倫理審査

小杉　眞司

　ヒト遺伝子解析を研究として行う場合，厚生労働省・文部科学省・経済産業省の3省合同で策定された「ヒトゲノム・遺伝子解析研究に関する倫理指針」を遵守する必要がある。この指針の中で，ヒト遺伝子解析研究計画の倫理審査が義務づけられている。3省指針や関連のガイドライン，倫理審査は，研究に参加する被検者を守るだけでなく研究者自身も守り，結果的に研究を進展させるものであることを理解する必要がある。

はじめに

　ヒトゲノムプロジェクトの進展に伴うヒトゲノム・遺伝子情報の急速な普及に伴って，関連の研究を進めるための指針が遅ればせながら本邦においても発表された。2000年5月には，厚生省「遺伝子解析研究に付随する倫理問題等に対応するための指針（ミレニアム指針）」がミレニアム予算を使う研究に対して出された。2000年6月には，科学技術会議「ヒトゲノム研究に関する基本原則」がヒト遺伝子研究の憲法とされた。2001年3月には，厚生労働省・文部科学省・経済産業省の3省合同で，より具体的な内容となる「ヒトゲノム・遺伝子解析研究に関する倫理指針」（以下「3省指針」と略す）が発表された（2004年12月改訂）。これは「ミレニアム指針」の対象を，一般のヒトゲノム・遺伝子解析研究に広げたものである。また，2003年8月には日本人類遺伝学会などによる10学会が臨床に関する「遺伝学的検査に関するガイドライン」，2001年4月には日本衛生検査所協会「ヒト遺伝子検査受託に関する倫理指針」が出された（2004年9月改訂）。
　京都大学では，これらの指針に基づいて実際に遺伝子解析研究を遂行してい

キーワード

ヒト遺伝子解析，倫理指針，倫理審査，遺伝カウンセリング，ヒトゲノムプロジェクト，遺伝学的検査に関するガイドライン，ヘルシンキ宣言

くために「京都大学医学部におけるヒト遺伝子解析研究の遵守事項」を策定し，2000年8月に試験的運用を開始した。2001年5月には，3省指針に沿って遵守事項・計画書書式などの全面改訂を行った。これらの指針における重要な点としては，
① 人間の尊厳の尊重
② 事前の十分な説明と自由意思による同意（インフォームド・コンセント）
③ 個人情報の保護の徹底
④ 人類の知的基盤，健康および福祉に貢献する社会的に有益な研究の実施
⑤ 個人の人権の保障の科学的または社会的利益に対する優先
⑥ 本指針に基づく研究計画の作成および遵守ならびに独立の立場に立った倫理審査委員会による事前の審査および承認による研究の適正の確保
⑦ 研究の実施状況の第三者による実地調査および研究結果の公表を通じた研究の透明性の確保
⑧ ヒトゲノム・遺伝子解析研究に関する啓発活動などによる国民および社会の理解の増進ならびに研究内容を踏まえて行う国民との対話
が挙げられる。

Ⅰ. 倫理指針の対象となる研究の範囲

「ヘルシンキ宣言」(1964年6月第18回世界医師会採択)，「ヒトゲノム研究に関する基本原則」(2000年6月14日科学技術会議生命倫理委員会取りまとめ)などを踏まえ，すべてのヒトゲノム・遺伝子解析研究に適用され，研究現場で遵守されるべき倫理指針として策定された。人間の尊厳および人権が尊重され，社会の理解と協力を得て，ヒトゲノム・遺伝子解析研究の適正な推進が図られることを目的としている。

3省指針のいう「ヒトゲノム・遺伝子解析研究」とは，試料などの提供者の個体を形成する細胞に共通して存在し，その子孫に受け継がれうるヒトゲノムおよび遺伝子の構造または機能を，試料などを用いて明らかにしようとする研究をいう。本研究に用いる試料などの提供のみが行われる場合も含まれる。

Ⅱ. 倫理審査の意義

倫理審査は患者・家族の人権を守るものである。検体は基本的に患者さんのものであり，インフォームド・コンセントは不可欠である。「研究に使います。悪

いようにはしませんから，お願いします」というのは，包括的同意を求めるものであり，認められない。目的を明示せずに今や遺伝子解析を安易に行うことはできない。

　倫理審査は研究者を守る。目的の研究が倫理審査を経ることと，患者家族・社会に説明し，理解されることによって（accountability），さらに研究を行いやすい環境，研究協力が得られやすい環境を創ることができる。起こりうる問題（マスコミやジャーナリズムなどの誤解に基づく非難などを含む）を最大限に予防できる。

III. 有効かつ有益なインフォームド・コンセントのための実践

　患者サイドからみると，膨大な説明文書は生命保険の約款のようで読む気がしない。それでは何も書いていないのと同じで意味がない。「過ぎたるは及ばざるが如し」である。研究者サイドからすると，純粋な研究のために患者一人ずつに全部を説明する時間はとれない。つまり重要なことに焦点を絞って説明することが，患者サイド・研究者サイド双方にとって有益ではないだろうか。もちろん，遺伝子検査が臨床的に役立てられることがある程度確立していて，解析の結果が患者さんや家族に大きな影響を与える可能性が高い場合は，時間をかけた説明が必要である。例えば，検査結果により家族の発症前診断が可能となるような場合である。

　説明文書は正確に漏れなく記載されていることが必要であるが，患者さんには特に重要な部分を説明することが親切であろう。それでは何が重要なのか，以下に列挙する。

① 匿名化による個人（識別）情報の保護，つまり個人名がついた状態での解析は行わないこと
② 検体がどこでどのように扱われるかを示すこと
③ 目的と方法を簡潔に記すこと
④ 協力と撤回は自由であること
⑤ 患者がいつでも連絡できるように責任体制を明確にすること
⑥ 倫理審査を経ていること
⑦ 遺伝カウンセリングが用意されていること
⑧ 臨床的な研究の場合，予想されうる不利益を説明すること

IV.「研究」と「臨床」は区別できるか

「診療」となるには，分析的妥当性，臨床的妥当性（検査の感度，特異度，陽性および陰性結果の正診率），臨床的有用性が十分なレベルに到達している必要がある。臨床的妥当性を示すための信頼できる数値が得られるためには，相当数（最低数百人単位）の日本人のデータが必要であるが，遺伝性疾患の多く（10万人に1人程度の頻度以下）のものでは，統計的に十分なデータを得ること自体がほとんど困難である。

「研究」とは，研究費で行われるものだが，全く同じ検査でも研究になる時と臨床になる時がある。保険診療以外，論文や学会での発表になりうるものはすべて研究となる。大学病院ではすべての診療が研究要素を含んでいる（表❶）。研究の視点を含まないもののほうが問題である。

V. 研究指針にしか義務づけられていない倫理審査

3省指針などでは，倫理審査は研究にしか義務づけられていないが，臨床的な遺伝子診断には倫理審査は不要だろうか。倫理的により大きな問題があるのはどちらだろうか⁉

1. 臨床的遺伝子診断として行われる神経・筋疾患の遺伝子診断
2. 生活習慣病関連遺伝子を探すために行うゲノムワイドな研究

目的とする遺伝子診断が現在研究段階にあるものか，すでに確立された医療とされているものかを被検者に対して明示しなければならない。ただし現段階では，遺伝子診断の多くが研究的側面を含んでいることを被検者に説明しなければなら

表❶　ヒト遺伝子解析の例

臨床的遺伝子診断	臨床的意義が確立している既知の遺伝子の変異や，それに連鎖する多型解析・染色体分析
遺伝子診断研究	少数の候補遺伝子変異解析・薬剤感受性遺伝子と想定される遺伝子の解析，特定のSNP typing
ヒト遺伝子研究	ゲノムワイドSNP/マイクロサテライト解析・連鎖解析などによる遺伝病原因遺伝子のポジショナルクローニング
体細胞遺伝子解析	体細胞遺伝子変異解析・遺伝子発現解析・体細胞の染色体解析・臨床的意義の明らかな臨床的な体細胞遺伝子解析

ない。説明にはすべて，日本人におけるデータを示すことを原則とするが，存在しない時はこのことを明確にしたうえで，欧米のデータを示すしか方法はないことになる。その具体的な内容として求められる事項を以下に記す。
① 疾患の頻度
② 遺伝子診断の目的（確定診断・発症前診断・易罹患性診断など）
③ 遺伝子診断の方法
④ その遺伝子に変異が同定される確率（発端者の場合）
⑤ ミスセンス変異と多型の区別，それぞれの頻度
⑥ genotype-phenotype 関連
⑦ 変異が存在した場合の浸透率（できれば年齢別）
⑧ 発症前診断の適応と年齢
⑨ 発症前診断が行われ，陽性と判定された時の管理方法
⑩ 遺伝子診断に伴う疾患特有の心理的・社会的問題

VI. 京都大学医学部で行われる『ヒト遺伝子解析』における遵守事項の特徴

　京都大学では，これらの倫理指針に対し，実際の研究現場で適切に対応できるように，下記のような「遵守事項」を策定した。
① すべてのヒト遺伝子解析を対象とし，医の倫理委員会での審査と医学研究科長の承認が必要であるとした。臨床的な遺伝子診断においても研究的要素が含まれるものが多く，研究的な遺伝子解析と明確に区別することは困難である。ヒト遺伝子を扱う点では共通の注意点が多いからである。
② 統一書式による研究計画書式の採用により，能率的かつ漏れがない審査を行うことができるようにした。
③「いでんネット」上で，書式を全面公開し，学内外の多くの問い合わせに対応している。フィードバックにより，よりよいものを作り上げるためである。

　京都大学でのこの体制での取り組みを始めて5年以上が経過し，すべてのヒト遺伝子解析において研究者自身の自覚もずいぶん変わってきた。3省指針に規定されていない「臨床的遺伝子診断」や「体細胞遺伝子解析」について，今後も同様の審査体制で継続していくべきかどうかは議論のあるところであり，より現実的な対応が求められている領域でもある。

Ⅶ. 適切な遺伝カウンセリングを行うための基盤整備と予算投入の必要性

資料1, 資料2でみるように,「原則」や「指針」により精神が示されている。しかし, 日本には本当の政策がない。予算的措置が全くなされていないのである。対照的に米国はヒトゲノム解析予算の3～5％をELSI(倫理的・法的・社会的問題)の解決のために充て, マンパワーの養成にも力を入れている。これは, ヒトゲノム解析から生じうるネガティブな事態にもあらかじめ十分な対策を示すことで, より強力にヒトゲノム解析を推し進めることができる。

日本でも, 社会が安心して診療・研究を大学にまかせられるよう, 予算投入とハード面の整備, すなわち倫理審査・個人情報管理・遺伝カウンセリングを専門的に行う部門とスタッフが不可欠である。

〈資料1〉 ヒトゲノム研究に関する基本原則

第二十六 ヒトゲノム研究がこの「基本原則」に従って十分かつ効果的に推進されるよう, 適切な措置が講じられるとともに, ヒトゲノム研究とその成果が引き起こす可能性のあるさまざまな倫理的・法的・社会的問題については, 全般的で適切かつ迅速な判断と対応が図られなければならない。ここでいう適切な措置とは, 既存の法令の適用や新しい法令の制定, 国の指針の策定, その他さまざまな行政的措置などが考えられる。とくに社会的支援措置に関しては, 遺伝カウンセリング制度の早急な整備も念頭におきながら, 法令の制定や財政措置も視野に入れてさまざまな措置が講じられる必要がある。

〈資料2〉 3省倫理指針にみる遺伝カウンセリング

第2.6 (35) 試料等の提供が行われる機関の長は, 必要に応じ, 適切な遺伝カウンセリング体制の整備又は遺伝カウンセリングについての説明及びその適切な施設の紹介等により, 提供者及びその家族又は血縁者が遺伝カウンセリングを受けられるよう配慮しなければならない。

第2.11 (4) 研究責任者は, 単一遺伝子疾患等に関する遺伝情報を開示しようとする場合には, 医学的又は精神的な影響等を十分考慮し, 診療を担当する医師との緊密な連携の下に開示するほか, 必要に応じ, 遺伝カウンセリングの機会を提供しなければならない。

第3.12　遺伝カウンセリング

(1) 目的：ヒトゲノム・遺伝子解析研究における遺伝カウンセリングは，対話を通じて，提供者及びその家族又は血縁者に正確な情報を提供し，疑問に適切に答え，その者の遺伝性疾患等に関する理解を深め，ヒトゲノム・遺伝子解析研究や遺伝性疾患等をめぐる不安又は悩みにこたえることによって，今後の生活に向けて自らの意思で選択し，行動できるよう支援し，又は援助することを目的とする。

(2) 実施方法：遺伝カウンセリングは，遺伝医学に関する十分な知識を有し，遺伝カウンセリングに習熟した医師，医療従事者等が協力して実施しなければならない。

小杉　眞司

1983年	京都大学医学部卒業
1985年	京都大学大学院医学研究科博士課程（井村内科）
1989年	米国国立衛生研究所
1993年	京都大学医学部附属病院検査部
2001年	京都大学医学部附属病院遺伝子診療部（兼任）
2004年	京都大学大学院医学研究科社会健康医学系専攻医療倫理学教授
	京都大学大学院医学研究科社会健康医学系専攻専攻長・議長
	京都大学医学部・医学研究科医の倫理委員会委員長
2005年	文部科学省科学技術振興調整費新興分野人材養成遺伝カウンセラー・コーディネータユニットコースディレクター

4. 遺伝医療とインターネットの活用

沼部 博直

> 遺伝医療情報の収集には，教科書などの成書や学術論文を参照する方法と，インターネットにより当該情報を検索して参照する方法とがある。遺伝医学は特に分子遺伝学の分野を中心に急速に進歩しており，常に最新の知識が要求されることから，基本的な知識は成書を中心に得て，最新の情報は主として学術論文やインターネットを利用して得ることになる。しかし，インターネット上の情報は玉石混淆で，必ずしも科学的根拠に基づかないものも含まれているのが現状である。本稿では，遺伝医療情報の収集に際して，信頼性ならびに汎用性の高いウェブサイトを中心に，その概要と活用法を紹介する。

はじめに

　遺伝カウンセリングをはじめとする遺伝医療の現場では，来談者への心理支援とならんで重要とされるのが，科学的根拠に基づいた遺伝医学的情報ならびにこれに関連する社会的支援体制などの遺伝医療情報の提供となる。遺伝医療情報の収集を行う方法には大きく分けて，成書や論文などの印刷物からの情報収集とインターネット[※1]による電子的情報収集との2つの方法がある。遺伝医学は特に分子遺伝学の分野を中心に研究の急速な進歩がみられており，その成果は学術雑誌に続々と論文報告されている。学術雑誌も最近ではオンラインジャーナル[※2]化されており，インターネット上で参照することも可能となってきた。そのため，基本的な知識は成書を中心に得ておき，最新の情報や知識は学術論文やインターネットから得るという情報収集・利用法が標準的なものとなりつつある。確かにインターネットのウェブサイト[※3]には，非常に多くの遺伝子検査・遺伝子診断

キーワード

遺伝医学的情報，遺伝医療情報，インターネット，ウェブサイト，EBM，データベース，いでんネット，genetopia，OMIM，GeneTests，GeneReviews

に関する情報が掲載されている。しかし，これらの情報を臨床診療の場で利用するにあたっては，いくつかの点で留意する必要がある。

　まず，情報が科学的根拠に基づいた医学的に確立された情報であるかどうか，すなわち EBM（evidence-based medicine）[4] に基づいたものであるか否かを検証する必要がある。遺伝子検査であれば，鋭敏度や特異度のほか，海外での研究成果や検査結果をそのまま日本人に当てはめることができるか否かといった点も検討を要する。再現性のないものは問題外であり，この意味で複数の施設での検査結果が得られてからの検討が望ましいであろう。

　次に，その情報が最新のものであるかどうかも重要となる。信頼できる商業検査機関のウェブサイトであれば，比較的新しいデータが掲載されていると考えてよいが，研究・教育機関が研究として行っている遺伝子検査の場合，研究が終了していたり，検査担当者が転出してしまっており，論文掲載直後であっても検査が行えない状態となっている場合も少なくない。また，すでに確立した遺伝子検査であっても，さらに簡便な検査法が開発され，費用や検査所要時間も少なくてすむようになっている場合もある。

　最後に注意しなければならない点は，検査を行うことに関する倫理面での配慮である。遺伝子検査そのものは可能であっても，実際に検査を行うにあたっては，被検者にもたらすベネフィットとリスクを事前に十分検討し，説明を行い，被検者本人が十分にその内容を理解したうえで，被検者本人の自主的な判断に基づいた同意を得る，すなわち十分なインフォームド・コンセントが必要となる。さらに検査の内容や目的によっては，事前に施設内の倫理委員会の承諾を得なければならない場合も多い。研究を目的とする遺伝子解析では当然，倫理委員会の審査が必要となるが，臨床診断目的であっても発症前診断や出生前診断などの倫理的判断を要する検査は，倫理委員会の承認を得て行う必要が出てくる。

　遺伝子検査に関する情報としては，どの施設が当該検査を行っているかの情報と，その検査の臨床的有用性に関する情報が重要となる。検査施設情報に関しては，上述のとおり特に研究機関や教育機関においては検査の実施状況が大きく変化する可能性があるため，検査実施施設自身がその状況をリアルタイムにデータベース[5]上に公開できるシステムが望まれてきた。また，臨床的有用性に関しては，専門的な視点からエビデンスに基づいた評価を行い，これを広く公表するシステムの構築が望まれてきた。わが国においては，これらを2002年度から2004年度にかけて厚生労働科学研究費補助金子ども家庭総合研究事業による「遺

伝子医療の基盤整備に関する研究」班（古山順一主任研究者）が「遺伝子医療実施のための情報整備に関する研究」（藤田　潤分担研究者）と「わが国における稀少遺伝性疾患診断システムの構築」（松原洋一分担研究者）の分担研究班で検討し，検査実施施設情報は「いでんネット」のホームページ内にデータベースとして，臨床的有用性に関しては「遺伝子検査評価表：エビデンスに基づいた日本人のための遺伝子診断ガイド」（上記研究平成14年度～平成16年度総合研究報告書93-117ページ，2005年3月）として公開されている。

I. 有用な遺伝医学関連ウェブサイト

　上述のとおり，インターネットによる情報収集に際しては，信頼性が高く，かつ最新の情報が掲載されたウェブサイトを利用することが望ましい。以下に，国内外の現時点における有用なサイトとその概要を列記する。

1. **いでんネット（臨床遺伝医学情報網）** http://www.kuhp.kyoto-u.ac.jp/idennet/
　京都大学医学部附属病院遺伝子診療部を中心に運用されているサイトで，以下の内容を中心とした情報が掲載されている。ただし，一部の情報に関しては，あらかじめ利用登録しID・パスワードの発行を受けておく必要がある。
(1) 遺伝相談施設（カウンセラー）情報：全国の遺伝子診療施設の情報。
(2) ヒトGermline遺伝子・染色体検査オンラインデータベース：ヒトの生殖細胞系の遺伝子検査ならびに細胞学的検査の検査内容，検査施設，連絡先などに関する詳細な情報が掲載されており，内容に関してはそれぞれの施設が追加・削除・改定などアップデートが行える仕組みになっている。体細胞の変異による後天性発生の腫瘍の遺伝子・染色体検査に関する情報は含まれていない。
(3) 遺伝医学・遺伝医療に関するガイドライン（付：京都大学遺伝子解析遵守事項・遺伝子解析計画書書式）：施設内倫理委員会などに提出する遺伝子解析研究の書式の雛型も掲載されている。
(4) カウンセリー（来談者）への説明資料：家族性腫瘍などに関する来談者への説明補助資料が掲載されている。

2. **genetopia（信州大学医学部附属病院遺伝子診療部）**
　http://genetopia.md.shinshu-u.ac.jp/
　信州大学医学部附属病院遺伝子診療部により運営されているサイトで，以下の内容を中心とした情報が掲載されている。現在は遺伝医学関連情報を掲載した医

療関係者向けのページも一般に公開されているが，利用にあたっては利用規定を遵守されたい。
(1) 遺伝医学の基礎：遺伝医学に関する基礎知識の解説。
(2) 染色体異常をみつけたら：梶井正山口大学名誉教授が作成した「染色体異常の報告を受けた医師のためのページ」にリンクしている。染色体異常に関する専門的内容が，わかりやすい図表により解説されている。
(3) 遺伝カウンセリングの際に利用すると便利な資料集：豊富な図表が掲載されている。

3. **Information for genetic professionals** http://www.kumc.edu/gec/prof/

University of Kansas Medical Center の Debra Collins 遺伝教育センター長による，遺伝医学に関連する多くのウェブサイトの情報を掲載したページ。一部に改訂が間に合わずリンク切れとなっているページもあるが，信頼性の高いページを集めてあり，極めて有用なサイト。

4. **OMIM** http://www.ncbi.nlm.nih.gov/Omim/

McKusick-Nathans Institute for Genetic Medicine, Johns Hopkins University と National Center for Biotechnology Information (NCBI), National Library of Medicine により運営されているデータベース。

臨床遺伝学的にも分子遺伝学的にも極めて有用なサイトである。使用法も簡便であるのみならず，関連するデータベース・サイトへも容易に移動することができるため，疾患名から原因遺伝子に関する情報，当該部位の DNA 配列，関連する文献などの情報を一貫して得ることができる。アップデートもこまめに行われており，極めて信頼性の高いデータベースである。

5. **GeneTests** http://www.genetests.org/

University of Washington などにより運営されているサイト。以下の内容を中心とした情報が掲載されている。OMIM 同様，極めて信頼性の高いサイトであるが，ウェブの内容を用いてカウンセリングなどを行う際には，国外のサイトの情報であるので，人種差などを考慮する必要がある。
(1) GeneReviews：それぞれの分野の専門家によりまとめられた各遺伝性疾患に関するレビュー。分子遺伝学的事項から遺伝子変異の頻度，検査での検出率などの遺伝カウンセリングにおいて必要となる情報のほか，治療の可能性やフォローアップに至るまでの実践的な情報が掲載されている。また，Resources として自助団体などに関わる情報も掲載されている。

(2) Laboratory Directory：遺伝子検査を実施している検査施設に関する情報が，アメリカ合衆国内に限らず，世界的規模で網羅されている。

(3) Clinic Directory：遺伝子診断・出生前診断を実施している臨床施設に関する情報が，アメリカ合衆国内に限らず，全世界的に掲載されている。

(4) Educational Materials：遺伝医学教育用の図表。

6. **GeneReviews Japan** http://grj.umin.jp/

上述の GeneReviews の一部を日本語に翻訳したページ。ボランティアの専門家により逐次，内容を増やしている。

7. **UCSDW3BG** http://biochemgen.ucsd.edu/UCSDW3BG/

UCSD 内にある World-Wide Web Biochemical Genetics Test List のページ。GeneTests 同様，アメリカ合衆国内外で行われている遺伝子検査に関する情報が掲載されている。

8. **Entrez** http://www.ncbi.nlm.nih.gov/entrez/

OMIM 同様，NCBI による文献情報のデータベース。PubMed の検索を行うページであるが，OMIM 同様，関連する他のデータベースも検索できるインターフェイス[6]を備えている。

9. **GeneCards** http://bioinfo1.weizmann.ac.il/genecards/index.shtml

Crown Human Genome Center と Weizmann Institute of Science により運営されているサイト。疾患遺伝子に関する情報が，OMIM とは異なった形で，ビジュアルに表示される。

10. **The GDB Human Genome Database** http://gdbwww.gdb.org/

ヒト・ゲノムに関する国際的な公的サイト。遺伝子や DNA 配列に対して公的 ID を発行している組織である。遺伝子の配列や座位に関する情報を得ることができるほか，当該部位の PCR 解析用のプライマの配列なども知ることができる。

11. **HUGO Human Chromosomes** http://www.gdb.org/hugo/

ヒト・ゲノム機構がゲノム解析を行う過程で染色体別に委員会を組織し，物理地図の作成を行った。染色体別の委員会はその後も継続して活動を続け，それぞれの染色体の DNA 解析のみならず，当該染色体上の遺伝子の構造解析や機能解析を継続して行っており，情報を公開している。

12. **Chromosomal Variation in Man** http://www.wiley.com/borgaonkar/

D. S. Borgaonkar による同名の著書のオンライン版。染色体異常症に関する文献が切断点別に網羅されているデータベースである。切断点の標記や構造変化の

記述の仕方が国際標準（ISCN 2005）と若干異なる点があるので，利用にあたってはウェブ上の注意点をよく読んでおく必要がある。

13. Human Gene Mutation Database　http://www.hgmd.cf.ac.uk/hgmd0.html
Institute of Medical Genetics in Cardiffにより管理されているヒト遺伝子変異のデータベース。

14. KMDB/MutationView
　　http://mutview.dmb.med.keio.ac.jp/MutationView/jsp/index.jsp
慶應義塾大学によるKeio Mutation Databases。部位別，疾患別の遺伝子変異をビジュアルにデータベース化したもので，インターフェイスも使い勝手がよい。

15. CGH database　http://www.cghtmd.jp/
東京医科歯科大学大学院医歯学総合研究科・先端医療開発学系・分子細胞遺伝学分野による，CGHに関する基本情報ならびにデータベースが収載されているサイト。

16. Human Genome Variation Database　http://hgvbase.cgb.ki.se/
Karolinska InstituteとEuropean Bioinformatics Instituteの運用によるヒト・ゲノム多型に関するデータベース。

17. DNA Methylation Database　http://www.methdb.de/
DNAのメチル化に関するデータベース。各染色体のメチル化の状態なども掲載されている。

18. ヒトミトコンドリアゲノム多型データベース
　　http://www.giib.or.jp/mtsnp/index.shtml
財団法人岐阜県国際バイオ研究所（GiiB）と科学技術振興機構（JST）との共同運用による，ミトコンドリア・ゲノムの多型に関するデータベース。

19. JSNP database（SNPデータベース）　http://snp.ims.u-tokyo.ac.jp/
日本のSNPに関するデータベース。東京大学医科学研究所ヒトゲノム解析センターとJSTとの共同運用による。

II. 患者会関連のサイト

既述のサイト内にリンクが張られている自助グループも多い。

1. Genetic Alliances　http://www.geneticalliance.org/
2. Chromosome Deletion Outreach, Inc.　http://www.chromodisorder.org/
3. 難病情報センター　http://www.nanbyou.or.jp/

4. 難病のこども支援全国ネットワーク　http://nanbyonet.or.jp/
5. 患者会と障害者団体のリンク集（プリメド社）
   http://www.primed.co.jp/selfhelp/index.html

おわりに

　以上，インターネット上のウェブサイトを中心に遺伝医療情報資源の紹介を行った。これらのほかにも誌面の都合で紹介しきれなかった有用なウェブサイトもあり，また将来的に URL の変更されるサイトもあることが予想されるため，これらのウェブサイトの一覧を掲載した京都大学大学院医学研究科社会健康医学系専攻遺伝カウンセラー・コーディネータ・ユニットのホームページを以下に示す。なお，本ウェブサイトには著者が 2005 年まで所属していた東京医科大学に在職中に作成した遺伝医学教育用のサイトも再編成して移転してあり，遺伝医学関連のアニメーションも含めたオリジナル画像を収載している。

　http://gc.pbh.med.kyoto-u.ac.jp/

　また，遺伝医療情報資源としては，今回紹介したウェブサイトや医学書・学術論文などのほかにも，新聞や一般雑誌，テレビのニュースやドキュメンタリー番組，ドキュメンタリー映画や記録映画，一般用の医学解説書，患者会・自助団体などの発行する書籍・体験記集・調査報告・パンフレット，医療福祉関連書籍，遺伝性疾患の患者を描いた絵本・漫画・ドラマなど数多くのものがあることを付記しておきたい。これらもまた，すべてが必ずしも EBM に基づいたものとは限らないのが現実であり，十分な吟味を行ったうえで使用することが望ましい。

❖ 用語解説 ❖

1. **インターネット　internet**：複数のコンピュータを統一された通信方法により接続した全世界的ネットワーク。従来の中央コンピュータに末端のコンピュータを接続する方式とは異なり，インターネットに参加する組織のもつインターネット通信機器（ルータと呼ばれる）同士が同等の関係で双方向のネットワークを形成しているため，一部の通信機器に故障があっても，その機器を迂回した安定した通信が可能となっている。
2. **オンラインジャーナル　online journal**：電子ジャーナルとも呼ばれる。学術雑誌を電子化したもので，インターネット上で閲覧することが可能である。ただし，著作権の保護のため，大部分は図書館などが利用契約を結んだうえで，その組織の利用者のみが閲覧ならびに電子化された文書をダウンロードして利用することが可能となっている。

3. ウェブサイト　website：ワールド・ワイド・ウェブ World Wide Web と呼ばれるインターネット上の特別な文書表示形式を用いて作成された，ホームページあるいは単にウェブと呼ばれる一連の文書を指す．これを閲覧するためには，ブラウザと呼ばれるソフトウエアが必要になる．
4. EBM　evidence-based medicine：定義には使用職種や使用目的により異同があるが，ここでは遺伝カウンセリングを目的として以下のごとく定義する．科学的根拠に基づいた医学的に確立された最良と判断される情報を，情報提供者自身が十分に理解したうえで，クライエントに客観的かつ非指示的に提示し，クライエントの自己決定に資する一連の医療行為の過程を指す．
5. データベース　database：一定の主題に沿ったデータを網羅的に収集・集積し，それらを電子的に検索・抽出できるようにしたデータ管理システム．広義には電子化されていないものも含まれるが，本稿では，インターネットに接続した専用コンピュータ（サーバと呼ぶ）を用いたシステムを中心に紹介している．
6. インターフェイス　interface：インタフェース，インターフェースとも呼ばれる．ここでは，コンピュータとそれを使用する人間との間での情報の交換方式を指す．人間がコンピュータを利用するに際しては，何らかの形でコンピュータに指示を与える必要があり，その結果が人間に理解しやすい形で示される必要がある．それを直感的に理解しやすい形にできることが望ましい．キーボードも入力装置としての例であるが，選択式メニューなどではさらにその利便性が増す．

沼部　博直

1982 年	東京医科大学医学部医学科卒業
1984 年	同小児科入局
1989 年	同大学院博士課程修了，学位取得（医学博士）
1990 年	国立小児病院（現国立成育医療センター）小児医療研究センター先天異常研究部（〜 1991 年）
1992 年	パスツール研究所人類分子遺伝学部門（〜 1993 年）
1998 年	東京医科大学総合情報部情報システム室長
1999 年	東京医科大学小児科学教室より医療情報学講座に移籍
2001 年	同講師
2005 年	京都大学大学院医学研究科社会健康医学系専攻医療倫理学分野助教授，京都大学附属病院遺伝子診療部兼任
	東京医科大学病院遺伝子診療室兼任助教授

専門領域：臨床遺伝学，先天異常学，医療倫理学，医療情報学

トピック

② 遺伝子診断と生命保険

関島良樹・玉井真理子

　近畿地方に住む30代の男性が，1991年に，重い障害を負った場合に死亡保険金と同程度の保険金が支払われる高度障害保険つきの生命保険に加入した。加入契約時，足は不自由だったものの歩行は可能で，保険会社の指定する医師により「症状は固定している」と判断された。その後，症状が進行し，両脚の麻痺も認められるようになったことなどから，1992年には身体障害者一級の認定を受けた。さらにその後の1995年，詳しい検査（神戸地裁判決はこれを「遺伝子検査に準じる血液の解析」としているが，正確には酵素活性の測定）を受け，遺伝性の難病であるとの診断が確定した。1999年になって，この男性は保険会社に対し高度障害保険金を申請したが，加入契約前にすでに発病しており，「契約による責任開始期以後の疾病が原因で高度障害状態になった場合」にのみ保険金が支払われる，と規定した約款に該当しないなどの理由で支払いを拒否されたため，提訴に踏み切った（2000年7月）。

　この裁判についての新聞報道がなされる前に，米国クリントン大統領が，連邦政府職員の採用・昇進の際に遺伝情報に基づく差別を禁止する大統領令（Executive Order 13145 to Prohibit Discrimination in Federal Employment Based on Genetic Information）に署名した（2000年2月8日）ことが報じられていたためか，米国ではすでに非医療場面での遺伝情報の利用に関して十分な対策がなされているにもかかわらず，日本ではそうではない，すなわち「遺伝（子）差別禁止対策後進国」を米国との対比において印象づける報道も散見された。しかし，米国で問題になっている遺伝差別（genetic discrimination），とりわけ保険をめぐる遺伝差別問題において想定されているのは，主に健康保険（医療保険）である。保険加入の際に遺伝情報の利用を禁止する規定は連邦法や各州法にもみられるが，規制の対象になっているのは，一部の州を除いて，日本で問題になったような生命保険ではない。健康保険（医療保険）は，医療へのアクセスが断たれかねないという点で，より深刻と考えられているからであろう。

裁判を起こした男性の病気は，クラッベ病（Krabbe Disease）という遺伝性の神経疾患である。クラッベ病は100万人に2～3人の頻度で発症する非常にまれな遺伝病（リソソーム病の1つ）である。人間の体は約60兆個の細胞から成り立っていて，個々の細胞は常に新しい物質を産生し，古くなった不要な物質を分解している。この老廃物を分解する場所が細胞の中にあるリソソームである。リソソームには老廃物を分解するためのいくつもの酵素が含まれているが，これらの酵素が欠損することにより老廃物が細胞の中に蓄積する病気がリソソーム病である。現在，約30種のリソソーム病が知られており，国の難病指定を受けている。クラッベ病はガラクトセレブロシダーゼ（ガラクトシルセラミダーゼ）という酵素の欠損によって，ガラクトシルスフィンゴシンという物質が分解されず，細胞の中に蓄積し，この蓄積した物質の神経毒性により，発達の遅れ，痙攣，視力障害，運動麻痺などの症状が出現する。酵素の欠損の程度により，生後間もなく発症し1年以内に死亡する重症例（乳児型）から，成人以降に発症しゆっくりと進行する軽症例（成人型）まで，重症度には個人差がある。診断は血液中の酵素活性の測定か遺伝子診断によってなされるが，いずれについても実施可能な施設は限られており，診断までにかなりの時間を要することもまれではない。現在のところ，クラッベ病の根本的な治療法は存在しない。クラッベ病は「常染色体性劣性遺伝」という形式の遺伝病である。この場合，病気の原因となる遺伝子を1つもっている保因者同士から産まれる子どもの4人に1人の確率で病気が発症する（患者は病気の原因となる遺伝子を2つもっている）。クラッベ病の保因者の頻度は300人に1人程度と推測されている。意外に頻度が高いことに驚くかもしれないが，私達はそれぞれ約2万種類の遺伝子をもっていて，たとえ健康であっても，常染色体劣性の遺伝病の原因となる遺伝子の変化を1人あたり約5～6個もっており，つまり「人類皆保因者」なのである。たまたま，同じ病気の保因者同士から産まれた子どもに病気が発症するわけである。

　さて，裁判の行方はどうなったのだろうか。神戸地裁が2003年に下した判決は，「本件は保険加入のために遺伝子情報の提供が必要とされた事案ではない。したがって，保険に加入するにあたっての遺伝子情報の取り扱いや，遺伝子情報のコントロール権などの議論は本件では妥当しない。本件は，原告が医療機関に血液を提供し，リソソーム酵素の解析の結果，自らが遺伝性神経疾患であるクラッベ病であることを知るに至ったという事案にすぎない。［中略］責任開始期前の原告に認められた障害状態もクラッベ病によるものであり，それと無関係な他原因

> トピック

が新たに加わって症状が悪化したのではなく，クラッベ病の進行により障害状態が悪化したものであると認定するのが相当である」という内容のものである[1]。保険者（生命保険会社）は責任開始，すなわち保険加入の時よりも以前に生じた被保険者（保険に加入した人）の疾病については保険金を支払う義務を負わないという大原則はゆるがなかったわけだが，この判決に釈然としない印象を抱いた医療関係者は多いはずだ。

これに対して大阪高裁の 2004 年の判決は，一転して保険金支払いを容認している[2]。件の男性は，1992 年に身体障害者一級の認定を受けた時点で，被告である保険会社の支部長に相談し，その際に，「高度障害保険金をもらうと，同契約が終了し，今後入院したときに入院給付金がもらえなくなるから，このまま保険に入り続けて，まとまったお金が必要になったときに高度障害保険金を請求したほうがいい」とのアドバイスを受けていたという。大阪高裁の判決はこの点を重要視し，男性がクラッベ病の確定診断がついていない 1992 年の時点で支部長のアドバイスに従わずに高度障害保険金を請求していれば，その支払いを受けられていた可能性が非常に高いとして，このようなアドバイスによって保険金の請求を男性に思いとどまらせておきながら，のちに診断が確定した段階で支払請求を拒否するのは信義誠実の原則[※1]に反するとしている（加えて，保険会社が契約締結時に男性の症状を聞いていたにもかかわらず契約の障害になるとは判断しなかったことや，責任開始前の症状との因果関係を問題とせずに，すでに入院給付金を支払ったことがあることも，理由として挙げられている）。

一審と二審で異なる結論が出されたこの裁判は，保険会社側の上告により今後最高裁判所で争われることになる。医療関係者の間には，遺伝子診断であれ，今回の事件の中では「遺伝子検査に準じる血液の解析」といわれた酵素活性の測定であれ，遺伝性疾患の確定診断を受けることを患者がためらう状況が惹起されるのではないか，との懸念がある。

英国では，保険業界が自主的なルールを作って規制している。オランダは，一定保険金額内の生命保険で遺伝情報の利用を禁止している。保険法を改正して，生命保険の危険選択における遺伝情報の利用を全般的に禁止した国もあるという。わが国でも，生命保険における遺伝情報の利用をめぐる規制は急務の課題である。

▶ 2. 遺伝子診断と生命保険

❖ **用語解説** ❖
1. **信義誠実の原則**：お互いに相手方の信頼を裏切らないようふるまうべきであるという原則のこと。「信義則」と略されることが多い。民法1条2項には「権利の行使及び義務の履行は，信義に従い誠実に行わなければならない」とある。

◆ **参考文献** ◆
1) 山野嘉朗：判例研究 高度障害保険金請求権と遺伝子疾患の責任開始期前発症（神戸地判平成15.6.18），愛知学院大学論叢 - 法学研究 45（1・2），96-120, 2003.
2) 山下典孝：高度障害保険金請求権の支払要件は充足していないとしながらも保険会社の支部長の対応等から高度障害保険金の支払いを拒否することは信義則違反に該当するとして支払いを容認した事例，金融・商事判例 1198, 48-68, 2004.

関島　良樹	
1991年	信州大学医学部医学科卒業
1998年	信州大学大学院医学研究科修了
2001年	信州大学医学部附属病院脳神経内科，リウマチ・膠原病内科助手
2002年	米国スクリプス研究所留学
2005年	信州大学医学部附属病院脳神経内科，リウマチ・膠原病内科講師
2006年	信州大学医学部附属病院脳神経内科，リウマチ・膠原病内科／遺伝子診療部助教授

第3部

各論
倫理的・法的・社会的問題の観点から

第3部　各論：倫理的・法的・社会的問題の観点から

1. 神経疾患の発症前遺伝子診断

吉田邦広・玉井真理子

> 遺伝子解析技術の進展によって，神経疾患についても遺伝子レベルでの病因・病態の解明が進むなか，発症前遺伝子診断の希望をもって医療機関を受診するクライエントが増えている。信州大学医学部附属病院遺伝子診療部では，「遺伝性神経筋疾患の発症前遺伝子診断の指針」を作成し，こうしたクライエントにチームで対応している。「知らないままでいること」の意味をクライエントとともに考え，「知ること」の意味を相対化するような対応を心がけつつ，試行錯誤を続けている。

はじめに

　近年，わが国においても遺伝子診療の基盤整備が進み，2003年4月の時点で遺伝子医療部門を有する医療施設は全国で36，設立を計画中の施設は26を数えた[1]。しかしながら，有効な予防法・治療法がない神経疾患に対する発症前遺伝子診断（以下，発症前診断と略する）に関しては正確な実態が把握できない現状である。おそらくごく限られた施設においてのみ極めて慎重な配慮のもとに行われているに過ぎないと思われる。
　本稿では信州大学医学部附属病院（以下，当院）遺伝子診療部でのこれまでの経験を踏まえながら神経疾患の発症前診断に関する私見を述べたいと思う。

I. 当院遺伝子診療部における現状

　当院遺伝子診療部は院内措置として1996年5月に開設された。当初，神経疾患の発症前診断に対して必ずしも組織的なチーム医療が行えず，個々のクライエントごとに手探りの対応であった。1999年7月にそれまでの経験に基づいて「遺

キーワード
　神経疾患，発症前遺伝子診断，知る権利，知らないままでいる権利

▶ 1. 神経疾患の発症前遺伝子診断

表❶ 神経疾患の発症前診断に関連して当院遺伝子診療部を受診したクライエント

	クライエントの 初診時年齢/性別	既婚/未婚	当該疾患	初診時点で発端者の 遺伝子異常の確認状況	初診時の 同伴者	その後の 通院状況※
1	20歳代/男性	未婚	SCD	済	なし	+
2	20歳代/男性	既婚	SCD	済	妻	+
3	20歳代/男性	未婚	SCD	未	なし	+
4	20歳代/男性	未婚	SCD	未	同胞	−
5	20歳代/男性	未婚	HD	未	なし	+
6	30歳代/男性	既婚	SCD	済	妻	+
7	20歳代/男性	未婚	SCD	済	なし	+
8	40歳代/男性	既婚	HD	済	同胞	+
9	30歳代/男性	既婚	HD	済	同胞	+
10	50歳代/女性	既婚	DM1	済	なし	+
11	20歳代/女性	未婚	HD	未	なし	+
12	20歳代/女性	未婚	HD	済	婚約者	+
13	40歳代/女性	既婚	ALS	未	なし	+
14	30歳代/女性	既婚	DM1	未	なし	+
15	30歳代/男性	既婚	SCD	未	妻	+
16	40歳代/女性	既婚	SCD	未	なし	+
17	50歳代/女性	既婚	HD	未	なし	+
18	30歳代/男性	既婚	DM1	未	妻	+
19	20歳代/男性	未婚	SBMA	済	同胞	+
20	20歳代/男性	未婚	SBMA	済	同胞	−
21	30歳代/女性	未婚	HD	不明	なし	+
22	20歳代/女性	未婚	HD	不明	同胞	+

SCD：脊髄小脳変性症, HD：Huntington病, ALS：筋萎縮性側索硬化症,
DM1：筋強直性ジストロフィー, SBMA：球脊髄性筋萎縮症
※ +が継続的な遺伝カウンセリングを行った（あるいは現在も行っている）事例,
　−は現時点で初診時1回きりの受診例を示す

伝性神経筋疾患の発症前遺伝子診断の指針」を作成した（2001年3月改訂）[2)3)]。指針作成後に神経疾患の発症前診断に関連して当部を受診されたクライエントは22名になる（表❶）。難治性ではあるが, 肝臓移植という治療法が確立された家族性アミロイドポリニューロパチーに対する発症前診断は除外してある。

クライエントの年齢は21〜52歳（平均28.5歳），分布は20歳代11名，30歳代6名，40歳代3名，50歳代2名であった。既婚者が11名，独身者が11名であった。対象疾患としてはHuntington病8名，脊髄小脳変性症8名，球脊髄性筋萎縮症2名，筋強直性ジストロフィー3名，筋萎縮性側索硬化症1名であり，筋萎縮性側索硬化症を除いて, いずれもトリプレット・リピート病であった。このうち初診の時点で家系内疾患が遺伝子検査にて確定していたのは10名であった。現時点で初診時の1回きりの受診にとどまっている方が8名である。特殊な

事例として，すでに他院で発症前検査を受けたが，まだ結果を聞いていないという方があった。当院へは結果を聞くべきかどうかを相談にみえた。

II. クライエントの語りから

成人発症の神経疾患の発症前診断という性格上，例え疾患は異なっても多くのクライエントが共有する心情がある。ここでは複数のクライエントに共通する語りを通してクライエントの心情を探りたいと思う。

1. 知ってしまったからには後戻りできない

これは，発症前診断ができることを知ってしまった以上，知らなかった時には戻れないという意味である。たまたま何かの拍子に検査ができることを知り，「受けたほうがいいのか」「受けるべきなのか」「受けないままでいいのか」という苦悩が始まる。実際に外来を受診されるクライエントはこの時期の方が多い。すなわち，どうしても検査を受けたいという強い欲求をもって受診される方よりも，検査に対する漠然とした不安や困惑をもって受診される方のほうが多いのである。

2. 自分の代で終わりにしたい

「自分はもう仕方ないが，子どもには伝えたくない」「（検査すればわかるのに）検査を受けないで子どもをもうけるのは親として無責任ではないか」など，自分の子どもに同じ苦しみを味あわせたくないという思いである。陽性であれば子どもはもうけないと語るクライエント（あるいはカップル）は多い。ただ結婚もしないと言い切るクライエントは少ない。このようなクライエントにとって検査を受けないということは自分の子どもをもつことを断念することにつながる。すでに生殖年齢を過ぎて，子どもがいるクライエントにとっては，本当に自分の代で途絶えたのか？　もしかして子どもに伝えたのでは？　という思いに悩まされる。どの人も5～10個の遺伝子の異常をもっており，どのような異常を子どもに伝えているかわからないという「人類皆保因者」的な説明は，特定の病気に対する50% at risk という現実を抱えたクライエントの前では極めて虚しく響く。

3. 「検査なんて受けなくてよい」と言ってもらえるなら……

独身のクライエントが結婚を考えている相手に対して期待する言葉である。相手がクライエントのリスクを承知のうえで検査を受けなくてよいと言ってもらえるなら，検査に対する思いも大分違ったものになろう。50% at risk であることを知りながら，相手に隠しておく，あるいは検査を受けないということは許され

ないと感じるクライエントは多い。「もし後になって（病気のリスクがあること が）知られたらそのほうが悲惨なこと」「そうなるくらいなら最初から知ってお いてもらって，そのうえで結婚できるなら」という言葉を何度か耳にした。上記 1でも述べたが，多くのクライエントにとっては自分自身の将来の発病よりも， おそらく時期的にはその前に来るであろう結婚や挙児が検査に駆り立てる要因と なるのである。この場合，もし自分がクライエントだったら，あるいはその相手 だったら……と考えると，軽々しくコメントできない切実さ，深刻さを改めて 実感せざるをえない。

4. 知っていたほうが楽

「発病するか，しないのかで思い悩み続けるより，発病するならするで知って いたほうが楽」「発病して『やっぱりそうだったんだ』と気づくよりも，前もっ て知っていれば心の準備をしておける」など。どちらかわからない中途半端な状 態に決別したいという思いである。「検査を受けてリセットしておかないとこの ままでは前向きに生きられない」と語った方もあった。発病するとわかっている なら「今のうちに資格を取って転職しておく」「将来に備えて貯金をしておく」 という方もいる。例え陽性であっても，わかっていれば具体的な人生設計が立て やすいという考えである。陽性であることを知っていれば「病気に対する最新の 情報にアンテナを高く張っていられる」「発病した際に不必要な医療を受けずに， すぐに専門医にかかれる」などと話す方もある。ただ個人的（筆頭者）にはこれ らの語りに一理あることを認めつつも，「知っているほうが楽」という考えには やはり懐疑的である。

III. 発症前診断の遺伝カウンセリング

発症前診断を希望する，あるいは発症前診断に関心をもって受診するクライエ ントに対して，どのような遺伝カウンセリングが望ましいのであろうか。クライ エントは同じ50% at risk であっても，それぞれ置かれている家庭的状況も異な れば社会的環境も異なる。それぞれの人生観や価値観もまちまちである。このよ うなクライエントを前に，果たして自分のやっていることが遺伝カウンセリング と言えるのだろうか，眼の前にいるクライエントの心情を共感的に理解できてい るのであろうかと自問することが多い。そのように拙い経験に基づいたものでは あるが，発症前診断の遺伝カウンセリングのあり方について自分なりに考えるこ とをいくつか列記したい。

1. 時間をかけてよく話を聞く

　積極的傾聴である。これに尽きる，あるいはこれしかできないのではないかとさえ思える。前述したように多くのクライエントは必ずしも発症前診断に対して強い欲求をもって受診するわけではない。クライエントは当該疾患や発症前診断，あるいは家族の将来などに対する様々な不安や困惑を抱えており，かつ周囲にそれらについて語り合える適当な人がいない場合が多いのである。遺伝カウンセリング外来はクライエントにこれらを語ってもらう場である。クライエントに十分な外来時間が確保されていることを伝えるとともに，クライエントが話しやすい状況を提供する。十分に整理されていない様々な思いを口に出して語ることで，例えわずかでも心理的な慰安が得られればと思う。

　「発症前診断」の希望を伝えただけで医療者にソッポを向かれたような体験談も時々耳にする。確かに発症前診断を希望するクライエントと対することは時間的にも精神的にも楽なことではない。しかしながら，「話さえ聞いてもらえない」というクライエントの思いは自らの境遇をますます悲観的にとらえ，内的ストレスを増長することになりかねない。

2. 繰り返し遺伝カウンセリングを行う

　検査を受けるかどうかについて急いで結論を出す必要はない。結果を知った後では元に戻れないことを伝え，本当に結果を知ることが差し引きしてこれからの人生にプラスになるのかどうか時間をかけて熟慮してもらう。当診療部の指針に関してはともすれば「4回」という検査前の遺伝カウンセリング回数が取り沙汰されるが，この指針は十分に時間をかけて熟慮するための時間を確保する方策であり，4回やればよいという意味ではないことを強調しておきたい。発症前診断のメリット・デメリットをよく理解し，結果を受けた後の自分や家族の将来を具体的にイメージする (anticipatory guidance) 時間が必要である。

　anticipatory guidance では自分が将来発病する，あるいは発病しないとわかった時にその後の人生設計（結婚，挙児，仕事，財産，住居など）をどうするかを考えることは当然重要である。もう1つ指摘しておきたいのは両親や兄弟姉妹に対する感情がどう変化するかという点である。同じ 50% at risk の兄弟姉妹であっても病気に対する知識や認識がかけ離れていることはしばしば経験する。兄弟の片方が検査にひどく積極的で，他方は病気のことさえ知らないという事例もあった。また，兄弟姉妹がそろって検査を受けた場合，結果が異なることはかなりの確率で起こりうる。検査結果を受けて（例え結果を当事者以外が知らないとして

も）これまで築いてきた家族内の人間関係がギクシャクするということは十分にありうることと思う。自分自身や配偶者（婚約者も含め），子どもの将来のみならず，親や同胞に対する感情変化という可能性は遺伝カウンセリングの中で具体的に呈示しておくべきことと考える。

3. 「知らないままでいる」という選択肢を呈示する

一般に「検査ができる」と知り，とりわけ深い理由もなく「検査を受けておいたほうがよいのではないか」と考える人がいる。神経疾患の発症前診断は癌や生活習慣病の検診とは違うのである。繰り返し受けるものでもなければ，結果は本人の努力や治療により変えられないのである。「知らないままでいる」ことは人生に対して消極的な選択でもなければ現実逃避的な選択でもない。当院では「本当に知らなくてはならないことなのか？」「知らないままで生きていくことはできないのか？」を再三問いかけている。これはクライエントに「検査を受けないという選択も十分に意味のあることかもしれない」という考え方を具体的に示しておいて，それでもなお検査を受けることがそれ以上に意味があることなのかを考えてもらうためである。

「知る権利」「知らないままでいる権利」という言葉がよく使われるが，検査ができることを知らないうちは「知らないままでいる権利」を行使したとはいえない。検査ができることを知って初めて「知らないままでいる権利」が行使できるのである。発症前診断の遺伝カウンセリングは，まずこの両者を同じテーブルに載せることから始めなくてはならないと思うのである。

4. チームで対応する

当院では発症前診断に限らず，すべてのクライエントに対して，医師，看護師，臨床心理士のチームで対応しているが，発症前診断などのデリケートな問題に関しては，特にチームでの対応が重要である。複数のスタッフでクライエントの心情や態度を客観的に評価するのである。非医師のスタッフはクライエントが話しやすい雰囲気を作るうえでも欠かせない。クライエントにしても深刻な問題を語るのに医師とだけ向き合っていたのでは窮屈であろう。私（筆頭者）は「こういう考え方もあるのでは？」的な内容をクライエントに問いかけると同時に，同席する看護師や臨床心理士にも投げかけてテーブルを囲むすべての人から発言を引き出すように努めている。また，同席する看護師や臨床心理士が医師に質問することもよくある。これはクライエントが聞きたいと思っているだろうことを予測して代弁する場合もあれば，クライエントにしっかり理解しておいてほしいと思

うことを医師の口から引き出そうとする場合もある。一般に発症前診断に関する私達の問いかけに対して，クライエントがスラスラと答えるということはない。考え込み迷いながらの返答であり，うまく言葉で表現できないこともしばしばある。医療スタッフ同士のやり取りを聞いてクライエントが自身の考えと照らし合わせることができることも，チームで対応する1つの利点である。

結局，時間をかけて，「知らないままでいること」を選択させようとする指示的な対応ではないかという批判もあるかもしれない。発症前診断の結果告知後の心理的・社会的な支援の体制が決して十分とは言えない現状ではやむを得ないと思う現実的な側面を無視できないという事情もあるが，「知らないままでいること」の意味を十分に理解したうえで「知ること」の意味を相対的に考えてほしいというのが私達の基本姿勢である。

おわりに

曲がりなりにも当院では私達が中心となって神経疾患の発症前診断に対する遺伝カウンセリングを行ってきた。誰の責任でも過失でもない，降ってわいたような災難にとまどうクライエントを前にすると，この問題の困難さを毎回のように実感させられ，言いようのない無力感に苛まれてきた。そして，遺伝カウンセリングを重ねて最終的に遺伝子検査を実施するまでにはスタッフ・カンファレンスで幾度も議論を重ねてきた。検査まで辿り着いた時，多くのクライエントはそれまでの何ヵ月，何年を振り返って「これまでは避けていた病気の話題に正面から向かい合えた」「夫婦の絆が強まった」「これほど深く自分の人生について考えたことがなかった」などというおおむね肯定的なコメントを寄せてくれた。

しかしながら私（筆頭者）個人としては，検査を受けた方，受けなかった方いずれに対しても「本当にこれでよかったのか？」という思いは尽きることがない。

◆ 参考文献 ◆

1) 和田敬仁，福嶋義光：全国大学病院・国立医療機関における遺伝子医療部門の活動状況，SRL宝函 28, 24-28, 2004.
2) 吉田邦広：神経疾患の遺伝子診断の現状と課題，脳神経 53, 1095-1105, 2001.
3) 吉田邦広，玉井真理子，他：遺伝性神経筋疾患における発症前遺伝子診断の現状と課題 – 当院遺伝子診療部の事例に基づく検討 –，臨床神経 42, 113-117, 2002.

吉田　邦広

1984年	信州大学医学部卒業
	同一般内科，神経内科臨床研修
1990年	東京都臨床医学総合研究所臨床遺伝学研究部門へ国内留学
	リソソーム病の遺伝子解析に従事（～1992年）
2000年	信州大学医学部附属病院遺伝子診療部助教授
2005年	同脳神経内科，リウマチ・膠原病内科助教授

現在は遺伝性神経筋疾患（脊髄小脳変性症，筋ジストロフィー，先天性代謝異常症など）の診療，病態解析研究を専門としている。

第3部　各論：倫理的・法的・社会的問題の観点から

2. 血縁者への遺伝情報開示 – 米国での裁判例から

山本　龍彦

> 「ヒポクラテスの宣誓」でも語られているように，患者情報の秘匿は，職業倫理上古くから重要視されており，また法律上も，刑法第134条が医師などによる守秘義務違反について刑罰を科してきた。しかし，他方において，感染症に関する情報など，第三者に開示する必要性が特に高いものについては，その例外も認められてきた。アメリカの判決の中には，感染症に関する患者情報をその家族に対して開示する医師の義務を積極的に認めたものもある。本稿は，アメリカの裁判例を参考に，このようなヒポクラテスの宣誓の「例外」が，遺伝医療の文脈においてどのように妥当するのかを検討するものである。

はじめに

　医療従事者が患者の医療情報を秘匿することを誓う「ヒポクラテスの宣誓」は，時代を経るにつれて修正を迫られてきた[※1]。すでに20世紀の初めには，結核や猩紅熱のような伝染病患者を治療する医師は，医学校の卒業時に謳い上げた「宣誓」に倣い，これまでどおり患者本人の利益のためにその医療情報を秘匿すべきか，それとも，感染のリスクを負った第三者のために当該情報を開示すべきかについて悩み始めたのである[※2]。「法」も，こうした苦悩に応じて，第三者の利益を患者本人の利益に優位させ，本人の同意なくその医療情報を第三者に開示し，リスクなどについて説明する義務ないし特権を医師に対して認めることがあった[※3,4]。近年のアメリカでは，医師がある者のHIVテストの陽性結果について，その接触者のために本人の同意なく開示することを認める州法さえ存在している[5]。

キーワード

ヒポクラテスの宣誓，医師患者関係，プライバシー，家族の自律性，遺伝子例外主義，自己情報コントロール権，守秘義務，ペイト判決，セイファー判決，モロイ判決

ところで, 21世紀を迎えた現在, このようなヒポクラテスの宣誓の「例外」に, また新たな一頁が加わろうとしている。遺伝子テストの結果, すなわち「遺伝情報」の開示に関わる「例外」である。以下, アンドルーズ (Lori B. Andrews) の言葉を借りよう。

「医療遺伝学の分野で働く医療従事者は, 感染病で苦しむ患者を抱える医師または潜在的攻撃性を有する患者を抱える医師と同様の開示義務を有すると考えることができる。研究・カウンセリング・検査・テスト・治療を通して, ある者の遺伝的ステイタスに関する知識を増す医療従事者は, 遺伝病が遺伝するがゆえに, 常に, 患者のみならず, 彼ないし彼女の配偶者または血縁者にとっても価値ある情報をもつことになる」‡5。アンドルーズによれば, 遺伝子テストの普及が, 医療従事者にこうした「ジレンマ」を課すものであるかぎり, そこにヒポクラテスの宣誓の「例外」が生ずる新たな可能性があるというのである。

ただ, 仮にこのような新たな「例外」の創設を認めるとしても, それが妥当する具体的状況が問題となる。例えば, ある遺伝性疾患のリスクは認められるが, それについて効果的な予防法・治療法がない場合であっても, 医師は血縁者に対して患者の遺伝情報を開示すべきなのであろうか。また, 医師は保険証に記載がないような「遠戚」に対しても開示すべきなのであろうか。このようにみると, 医師に開示義務が認められる文脈は, そう簡単には確定しないように思われるのである。

そこで本稿では, 血縁者への遺伝情報の開示が問題となったアメリカの裁判例を素材に, 遺伝医療の文脈でヒポクラテスの宣誓の「例外」が妥当する範囲について若干の考察を加えることを目的とする。アメリカには, 血縁者への遺伝情報の開示について, Pate v. Threlkel 事件判決[7], Safer v. Estate of Pack 事件判決[8]という2つのリーディング・ケースが存在し‡6, また議論の蓄積も比較的豊富である。したがって, 日本の議論へ与える示唆は少なくないように思われる。

以下, まずはこの両判決の紹介から始めたいと思う。

I. アメリカの裁判例

1. ペイト判決

1990年, ハイジ・ペイトは, 自らが遺伝性の甲状腺癌に罹患していることを知り, その夫とともに, 自分の主治医ではなく, 以前に彼女の母を診察していた医師を相手に, いわゆる医療過誤訴訟を提起した。ペイトは, その3年前の

1987年に，母マリアン・ニュウも同じ甲状腺癌で診察を受けていたのだから，その治療に当たった医師は，この時点で子どもの遺伝的リスクについてニュウに十分な説明を加えるべきであったと主張したのである。また，ペイトは，1987年の段階でニュウがこのことを告知されていれば，ニュウはその子どもであるペイトにテストを受けさせていたはずであり，もしその時点で適切なテストを受けていれば，一定の予防的措置を講じることができ，その状態は治療可能なものであったと主張した。

　このような主張に対し，下級審は，医師は患者の伝染病に関して医師と契約関係にない第三者に対しても告知義務を負うとした過去の裁判例[※7]との違いを強調し[※8]，医師の義務が及ぶ範囲を限定的に捉えた。すなわち，ニュウを治療した医師の行為は「ハイジ・ペイトを含む予見可能なリスク領域を創設せず，したがって契約関係の原則が適用される」とし，医師の義務が及ぶ範囲をあくまでも医師患者関係[※9]に止めたのである。このような判断によれば，医師は自らの患者ではない血縁者に対してまで遺伝情報の開示を含む義務を負わないことになる。

　これに対し，フロリダ州最高裁判所は，過去，裁判所は，確認可能な第三者が「支配的配慮基準(the prevailing standard of care)の意図された受益者」である場合，たとえ契約関係がなくとも，専門家から賠償を得る権利を認めてきたとし，契約関係の不在が必ずしも法的責任の追及を妨げるわけではないとした。そして州最高裁は，「支配的配慮基準が，明らかに特定の確認可能な第三者の利益のための義務を創設しており，かつ，医師がこの第三者の存在を知っている場合には，医師の義務は，その第三者にまで及ぶ」と判断したのである[※10]。

　このように，ペイト判決は，遺伝医療に関わる医師が，患者本人だけでなく，契約関係にない血縁者にまで一定の配慮義務を負うことを明らかにした判決として重要な意味をもつ。同判決により，遺伝病に罹患した患者を治療する医師は，患者の健康状態はもとより，「確認可能な」血縁者の健康状態をも同時にみなければならないことになるからである。しかし，ペイト判決は，「通常は，患者本人が〔その血縁者に対し〕警告を与えることが期待される」とし，患者本人の自律性ないしプライバシー[◆1]に配慮を払い，また「医師に患者家族のあらゆるメンバーを捜し出し，警告するよう求めることは，しばしば困難であるか，実行不可能であり，また医師に過剰な負担を課すことにもなる」とし[※11]，医師は患者の血縁者に直接告知する義務までは負わないとした。

2. セイファー判決

このようなペイト判決に対し，医師は，患者の血縁者に対しても直接その遺伝的リスクを告知すべきであるとしたのが，もう1つのリーディング・ケースである1996年のセイファー判決である。事案としては，ペイト事件と同様，親の遺伝病を治療した医師に対し，その遺伝的リスクを知らされなかった子どもが損害賠償を請求した訴訟である。具体的には，父親と同じ癌性結腸閉塞および多発性ポリポーシスに罹患した娘が，約35年前に父親を治療した医師を相手に，「医師は，当時の支配的な医療基準（medical standards）によって，リスクある者に，早期の検査・経過観察・発見・治療の恩恵を受けられるよう告知することを要求されていた」と主張し，出訴したものである。

まず，下級審は，「医師に告知義務があるというためには，医師患者関係があるか，公衆衛生もしくはコミュニティ全体の保護を要求する状況が存在していなければならない」とする一般的な法原則を述べたうえで，本件には医師患者関係はなく，また遺伝病は伝染病・感染病とは異なり公衆衛生やコミュニティ全体の保護とも関連していないとし，血縁者に対する医師の開示義務を否定した。特に後者の点について，下級審は，遺伝病による損害は，伝染病などによる損害のように患者の行為によって引き起こされるものではなく，「すでに患者の子どもに内在している」もので，医師が告知したからといって回避できるものではないと述べている[12]。

これに対し，ニュージャージー州の中間上訴裁判所は，当時の医学的知見によれば，「〔遺伝的〕リスクを抱えた個人または集団は容易に確認可能であり，将来の実体的損害は，時宜を得た効果的な告知によって回避または最小化されうる」とし，予見可能性という点で，遺伝病と伝染病などとの間に本質的な差異があるわけではないと述べたうえで，医師は伝染病などの文脈と同様，「リスクを抱えているとみなされる者に対して，遺伝的に伝達される条件からの回避可能な損害について告知する義務」を有すると判示したのである[13]。しかも，先述のように，セイファー判決は，医師の告知義務は患者本人に伝えられることによって満足されるわけではないとし，少なくとも「当該義務違反によって不利な影響を受ける患者の最近親者」に対しては，患者の遺伝情報を直接開示することを要求している[13]。もっとも，本件では，父親の治療時に遺伝的リスクを告知すべき対象者はいまだ10歳の女の子であった。そこで判決は，本件のような文脈では，未成年の血縁者に対して直接開示することが厳密に要求されるわけではなく，医師は，

「その情報が彼らの利益のために利用可能となるような合理的ステップ」を講じることが要求されると述べている[✝14]。

以上のように，セイファー判決は，支配的配慮基準に関する判断などの点でペイト判決に依拠しながら，医師が遺伝的リスクを告知すべき対象者の範囲についてペイト判決を大きく前進させるものであった。ペイト判決が，遺伝病が血縁者へ遺伝するリスクについて患者本人に説明すれば，血縁者に対する医師の義務はさしあたり履行されたと考えるのに対し，セイファー判決は，その血縁者に情報が確実に伝わるか，（特に血縁者が未成年である場合には）かかる情報が血縁者の利益のために利用可能となるための「合理的ステップ」を講ずることまで要求しているからである。

3. 整理

以上概観してきたペイト判決およびセイファー判決の共通点を要約すると，以下のようになる。①医師の義務は，医療従事者によるその時の支配的配慮基準によって決せられる[✝10]。②当該基準は，遺伝子テストなどの技術が発展するにつれて，医師が，アットリスクな血縁者に対しても義務を負うことを求めてきた。③原則としては，権利義務を発生させるために，契約関係ないし医師患者関係が要求されるが，遺伝医療の文脈では，従来の伝染病・感染病などの文脈と同じくその例外が適用される。④したがって，医師の義務は，直接治療に当たる患者だけではなく，医師によって確認可能なその血縁者（セイファー判決にあっては最近親者）に対しても及ぶ。

もっとも，先述のように，両判決は，義務の具体的な履行方法について判断を異にしている。ペイト判決は，血縁者の遺伝的リスクについて患者本人に伝えれば十分であるとするのに対し，セイファー判決は，当該リスクを，原則として血縁者にまで伝えることを求めている。換言すれば，ペイト判決は，開示するか否かの最終的な判断を，患者本人（両事案においては，子どもの健康に責任を有する「親」）に委ねており，ブラウンリグ（Alissa Brownrigg）が指摘するように，憲法上保護されてきた「家族の自律性」[◆2]あるいは「子どもの最善の利益」を知るのはあくまでも「親」であるとする伝統的な「最善の利益アプローチ」を重視したものといえる[✝15]。ペイト判決が特に問題にしたのは，遺伝的リスクが十分に伝わらなかったことによって，子どもの養育に対する「親の権利」[✝16]の適切な行使が妨げられた点にあるようにも解される（この場合，医師に課される義務は，子どもに遺伝子テストを受けさせるよう親に勧告し，その熟慮的判断を促す

に止まる)。

　他方,血縁者に対する積極的な開示を求めるセイファー判決は,「血縁者の利益」という観点から,こうした「家族」や「親子関係」をめぐる伝統的理解を乗り越えようとするものである。この場合,遺伝的リスクやその深刻性について完全に理解できない「素人」に開示をまかせることによって惹起される一連の懸念は除かれるが,他方で,家族関係の詳細を熟知していない医師に開示義務を課すことで,患者と家族との親密な関係,遺伝的リスクについて「知りたくない」とする血縁者当人の意思,あるいはその家族に特有の具体的状況などが軽視される可能性が高い。形式主義的な開示に陥る可能性である。もっとも,この点についてセイファー判決が全く配慮を欠いているわけではない。セイファー判決は,遺伝的リスクを負う血縁者が未成年の場合には,直接的な開示とは異なる「合理的ステップ」を採ることを認めているし,また,知らされることによって生ずる血縁者の精神的ストレスに鑑みて,開示すべき事項を「回避可能な損害」に限定している。すなわち,開示によって遺伝的リスクを抱えた者が経験するかもしれないより深刻な結果が効果的に軽減される場合にかぎって,医師の告知義務を認めているのである。したがって,セイファー判決の論理からすれば,「回避不可能な損害」,すなわち予防法や治療法が存在しない遺伝病に関わるリスクについては,医師は告知義務を負わないことになる。

　このように,セイファー判決は,医師に,「私的領域」あるいは「聖域」としてその自律性が強く保障されてきた「家族」への立ち入りを義務づけるがゆえに,開示方法や開示事項についてペイト判決以上の配慮を払っていると考えられる。しかし,このような配慮だけで果たして十分なのであろうか。患者は,自己情報をコントロール[※3]することによって親密な家族関係を形成する自由を有するはずであるし[†17],特に患者が親である場合には,子どもの養教育について自律的な決定を行う自由を有するはずである。また,遺伝情報が将来の生(特に健康状態)をある程度予測すること,したがって,その情報が,雇用や保険における差別,あるいは社会的スティグマと関連することなどを踏まえれば,告知される血縁者の「知らされない自由」も保障されるべきである。そうなると,医師の義務を,患者自身がそのリスクを血縁者に伝えるように促すことに限定したペイト判決の意義は再考される必要があろう[†18]。また,仮に医師による直接的な開示を認めるとしても,セイファー判決を超えるより細やかな配慮が要求されるように思える。以下では,アメリカの学説などを参考に,この点についてやや立ち入っ

た検討を加えてみることにしたい。

II. 若干の検討　——比較衡量論の具体的適用とともに

　アメリカの学説には，遺伝医療の文脈において，医師の守秘義務[※4]が解除され，セイファー判決のように血縁者に対する医師の開示義務（ないし開示特権）が認められる場合があるとしながら，それが妥当する文脈を，慎重な比較衡量の結果，「開示しないことによってもたらされる損害が，開示することによってもたらされる損害よりも重い」場合[‡19]，「秘匿の利益」よりも「開示の利益」が優越する場合に限定しようとする見解が少なくない[‡20]。もっとも，ここでは「秘匿の利益」として，患者がこれまでの人生で築き上げてきた家族関係およびライフスタイルの保護，（患者が親である場合には）親の権利の保護，情報漏洩によって惹起される社会的スティグマティゼーションからの保護，保険・雇用における差別からの保護などが挙げられることを指摘するに止め，以下，「開示の利益」を推し量るうえで考慮すべき4つの要素について検討してみたい。

　第一に，予見される損害の重大性を挙げることができる。この点，まずは血縁者が受け継いでいるかもしれない疾患の深刻性を考慮しなければならないであろう[‡21]。例えば，男性型脱毛症のリスクを増大させる遺伝子変異は，「禿によってもたらされる自己イメージの変化に対処することが，……命を脅かすような病気と闘うことよりも深刻なものとはいえない」ために，「癌の罹りやすさを表す遺伝子変異とは異なって扱われるべき」である[‡22]。他方，予見される損害が深刻であればあるほど，秤目は「開示の利益」のほうに振れることになる。

　ただ，この点で悩ましいのは，「遺伝病をもつ子どもを生むこと」が「重大な損害」といえるかどうかである。変異型遺伝子が劣性である場合は特に，自らがキャリアであることを自覚していない場合が多く，仮に当該リスクを知らされなければ，彼らが遺伝性疾患を抱えた子どもを妊娠・出産する可能性が出てくる（逆に，これを開示されていれば，リプロダクションに関する有意義な選択が可能となる）。2004年のMolloy v. Meier事件判決[21]は，脆弱X染色体をもった子どもの妊娠を「損害」とみなし，当該疾患を抱えた第一子を診察した医師は，その時点で，同じ病気を抱えた第二子の妊娠を防ぐために，このリスクについて（法律上の親だけでなく離婚によって親権を失った）「生物学上の親」に告知する義務を負うとしている[‡23]。このミネソタ州最高裁判所の判決に従えば，医師は，患者の遺伝情報を，妊娠可能年齢にある「適切な接触（可能）者」[‡24]に対しても開示す

る義務を負うことにもなろうが,遺伝病をもつ子どもの妊娠・出産を「重大な損害」とみなす点については,優性思想との関係で,学説からの強い批判もある[25]。もっとも,「夫婦は,正確な情報を得たうえで,生活の実情や将来の希望などを考慮し,当該夫婦の人生観,信念に基づく自由な判断によって子をもうけるかどうかを決めることができる」とすれば[26],患者の遺伝情報を開示しないことによって侵害される利益として,妊娠前の血縁者の妊娠・出産判断利益を挙げることも不可能ではない。この場合,自己決定権それ自体の侵害が「重大な損害」として構成されうる。

　第二に,効果的な予防法ないし治療法の利用可能性を挙げることができる。例えば,眼球や心血系の異常を伴うマルファン症候群は,適切な治療を受け,過度の運動を控えることにより,心動脈瘤や死といった重大な結果を回避しうる。したがって,そのリスクを適切な血縁者に「開示する利益」は小さくなかろう。他方,効果的な予防法・治療法が存在しない遺伝性疾患のリスクについて開示する利益は,必ずしも大きなものとはいえない[27]。当該情報の開示が,知らされる血縁者に重大な心理的ストレスを与える可能性があるからである。セイファー判決が,開示の範囲を「回避可能な損害」に限定したのも,このような趣旨に基づいているように思われる。

　第三に,遺伝子テストの正確性・信頼性を挙げることができる。実施される遺伝子テストの正確性・信頼性は,科学技術の発展に応じて段階的に高まっていくものであり,ある意味で常に過渡的なものである。したがって,「開示の利益」を考慮する際には,実際に患者に対して行われた遺伝子テストがどのような段階にあるものなのかを慎重に吟味する必要があろう[28]。正確性・信頼性の低い遺伝子テストの結果は,血縁者に無用の混乱や誤った安心感を与えることにもなり,「開示する利益」に乏しいといわざるをえない。

　第四に,スティグマティゼーションおよび差別の可能性を挙げることができる。たとえ予防法・治療法のある疾患に関する情報であっても,それが後にスティグマティゼーションや保険・雇用における差別に利用されるとすれば,その開示が結局血縁者にとって仇となる可能性がある[29]。したがって,「開示の利益」を考察する際には,保険・雇用領域における遺伝情報の利用を規制する立法の有無や,遺伝情報の濫用や漏洩を厳格に禁ずる遺伝子プライバシー法の有無など,当該遺伝情報が現時点でどの程度保護されているかを慎重に検討する必要があろう。

　医師が,患者本人の意思にかかわらず,血縁者に遺伝情報を開示する義務を負

うのは，少なくとも以上述べてきた4要素を慎重に吟味したうえで，「開示の利益」が「秘匿の利益」を上回る場合に限定されると解するべきである（もっとも，その場合でも，開示義務ではなく開示特権が認められるにすぎないと解する見解があり，注目される）。そうなると，例えばBRCA変異に関する情報は，血縁者に開示されるべきではないことになる。BRCA変異は，①乳癌や卵巣癌といった重篤な病気と関連するために，不開示によって予見される損害は確かに重大・深刻なものといえるが，②いまだ確立した予防法が存在しないこと（乳房切除，卵巣摘出は確かに効果的な予防手段であるが，出産を望む女性にとってはかなりドラスティックな手術となり，「効果的な」予防法とまではいえない），③現在の科学的知見では，どの変異が病気の発症と関連しているのかが明らかではなく，リスクを予測する正確かつ信頼性の高いテストはいまだ開発されていないこと，④（少なくとも日本では）BRCA変異に関する情報が保険や雇用の文脈において利用されないとまではいえないことを踏まえれば，「秘匿の利益」を上回るほどの「開示の利益」を確認することは困難であると思われるからである[30]。

　厳格に過ぎるという批判もあろうが，医師に，伝統的自律領域である「家族」に立ち入ることを要請する血縁者への開示は，患者と家族との関係性を変容しうるのはもちろん，血縁者のライフスタイルにも重要な影響を与えるだけに，この程度繊細な判断は必要不可欠であるように思える。医師にまず求められるのは，ペイト判決が示唆するように，家族のことをよく知る患者本人による反形而上学的な告知を促すことなのである。

おわりに

　以上，本稿は，アメリカの裁判例および学説を通して，遺伝医療におけるヒポクラテスの宣誓の「例外」の妥当領域について検討してきた。それによれば，裁判所は，①一般に，血縁者に対する医師の配慮義務を認めながら，直接血縁者に開示する義務まで認めるか否かについては判断を異にしていること，②しかし，近年のモロイ判決を踏まえれば，最近親者への直接的開示が認められる傾向にあること（図❶），③学説は概ね家族の自律性，親の権利，血縁者の知らされない自由などを重視し，慎重な比較衡量論によって開示義務ないし開示特権の認められる場面を導出しようと試みていることが明らかにされた。このような帰結は，遺伝医療における患者情報の開示について十分な議論がなされているとは言いがたい日本の状況に対して，一定の示唆を与えることになろう。

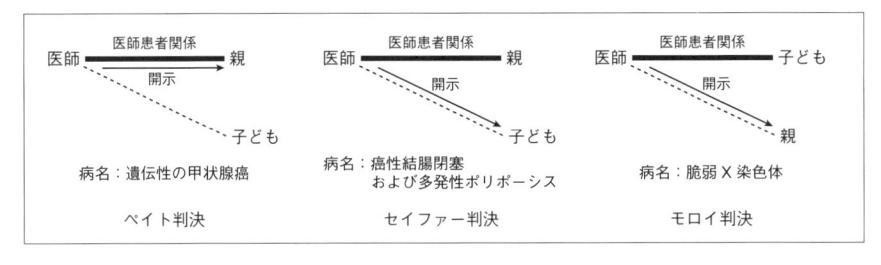

図❶　米国の裁判例にみる血縁者への遺伝情報開示

医師患者関係	医師患者関係	医師患者関係
医師ーーーーー親 　開示→ 　　　　子ども 病名：遺伝性の甲状腺癌 ベイト判決	医師ーーーーー親 　開示→ 　　　　子ども 病名：癌性結腸閉塞 および多発性ポリポーシス セイファー判決	医師ーーーーー子ども 　開示→ 　　　　親 病名：脆弱X染色体 モロイ判決

　もっとも，本稿では，アメリカで活発に議論されている「遺伝子例外主義」との関連についてほとんど触れることができなかった。最後に，この点について2点ほど指摘しておきたい。第一に，遺伝情報は他の医療情報とは本質的に異なるとする「遺伝子例外主義」は✛31)，少なくとも遺伝子テストを経て獲得された「遺伝情報」については，個人のプライバシー権を相対化する方向に寄与しうるという点である。遺伝情報の特殊性の根拠として，しばしば「家族間共有性」が挙げられるが24)，この特徴は，逆に個人の自己情報コントロール権を弱める論拠として援用可能であるからである。その意味で，「遺伝情報は誰のものか」ということを根本から問い直すスーター（Sonia M. Suter）の問題提起は重要である✛32)。言うまでもなく，血縁者に対する医師の開示義務は，患者情報に対する血縁者のコントロール権を示唆しているのである✛33)。

　第二に，それにもかかわらず，アメリカの裁判例も学説も，血縁者の利益のために，患者に遺伝子テストを強制することまで認めていないという点を指摘できる。血縁者の利益を重視すれば，患者を，多型性パターンを利用した「連鎖解析」に巻き込み，特定の遺伝子テストを強制することもありえないではない。しかし，裁判例も学説も，患者がその血縁者のためにゲノム情報それ自体をさらすことまで要求していない✛34)。この点で，「遺伝情報」といっても，本稿が検討の対象とした，①遺伝子テストの「結果」情報と，②生の塩基配列として内に留まる段階のゲノム情報とを区別して捉える必要があろう。筆者は，後者，すなわち「遺伝子テストの強制」に関わる問題については，①とは別の考慮が要求されると考えるが，本稿ではこの点を指摘するに止め，その検討はまた他日を期すことにしたい。

第3部　各論：倫理的・法的・社会的問題の観点から

✥ 注釈 ✥

1. 参考文献 1, 593 ページ参照
2. 参考文献 2, 248-249 ページ参照
3. 参考文献 3 参照。タラソフ判決は，第三者への殺意を明らかにしていた妄想型精神分裂症の患者を診察する精神科医は，第三者保護のために，その患者情報を第三者に開示する義務を負うと判断した。
4. 参考文献 4 参照。スキリングス判決は，猩紅熱に罹患した患者を診察する医師は，その情報を家族に開示しなければならないとしたものである。
5. 参考文献 6, 177 ページ参照
6. 参考文献 9，参考文献 10, 422-423 ページ参照
7. 参考文献 4, 663-664 ページ参照
8. 例えば，下級審は，第三者への告知義務を認めた過去の事案が，「特定の限定的な者に伝染病が拡散することを防ぐ措置を講ずる緊急の必要性」を伴っていたのに対し，遺伝病の文脈では，「何かを予防するための緊急の必要性を欠く」とし，両者の差異を強調した医師側の主張を肯定的に捉えている。参考文献 11, 185 ページ参照。確かに，遺伝病の場合，急いで伝えたからといって，病原遺伝子のキャリアになることそれ自体を防げるわけではない。
9. 医師患者関係の捉えかたについては，参考文献 12, 77 ページ参照
10. 参考文献 7, 282 ページ参照。なお，ここでいう「配慮基準」は，「同じ領域で活動する同業者の平均的メンバーが，同じ状況において通常有し，かつ行使する程度の配慮」を意味し，基本的には専門家証言を考慮することによって決せられるものとされる。参考文献 7, 281 ページ，参考文献 8, 1190 ページ参照
11. 参考文献 7, 282 ページ参照
12. 確かに，仮に患者の遺伝情報が開示されたとしても，家族は病因遺伝子の保有者となることそれ自体を回避できるわけではない。参考文献 15, 1859-1860 ページ，1883 ページ参照
13. 参考文献 8, 1192 ページ参照
14. ただし，判決は「合理的ステップ」の具体的内容については触れていない（参考文献 8, 1192 ページ参照）。なお，ニューヨーク州法が，HIV 患者の情報について，医師に，州の公衆衛生官を通じての間接的開示の方法を規定していることに鑑みれば，児童福祉局などの行政機関を介しての措置などが考えられる。参考文献 5 参照
15. 参考文献 2, 279 ページ参照
16. アメリカの判例上，親の「権利」は「義務」と一体のものとして捉えられる。参考文献 16, 535 ページ参照。したがって，ここでは，医師の告知義務違反によって，親が子どもを健康的に育成する自らの「義務」を履行できない点が問題になったと言い換えることもできる。

17. 自己情報コントロール権については参考文献17, 378-391ページ，参考文献14, 453-457ページ参照。佐藤は，「プライヴァシーの権利は，個人が道徳的自律の存在として，自ら善であると判断する目的を追求して，他者とコミュニケートし，自己の存在にかかわる情報を開示する範囲を選択できる権利として理解すべきものと思われる」とし，「人間にとって最も基本的な，愛，友情および信頼の関係にとって不可欠の環境の充足」という意味で憲法上保障されると述べている（参考文献14, 454ページ参照）。
18. それにもかかわらず親が子どもに遺伝的リスクを伝えない場合には，いわゆる「医療ネグレクト」として論理構成し，児童福祉局を通した救済措置を講ずることなどが考えられる。
19. 参考文献18, 480ページ参照。
20. 参考文献10, 419ページ，参考文献15, 1879ページ，参考文献2, 272ページ参照。ブラウンリグは，遺伝情報の開示に関わる問題は，立法によるカテゴリカルな規制によって解決されるよりも，裁判所の比較衡量によって解決されるほうが好ましいと考えている。科学技術は急速に発展しているために，立法による線引きは常に「時代遅れ」のものとなるというのである。参考文献19参照
21. 先天性代謝異常研究に関する全国研究者会議委員会（the National Research Council's Commission for the Study of Inborn Errors of Metabolism），医療倫理に関する大統領委員会（the President's Committee on Ethical Issues in Medicine），遺伝的リスクの査定に関する医学協会委員会（the Institute of Medicine's Committee on Assessing Genetic Risks）は，いずれも，開示すべき遺伝情報の範囲を，生命を脅かすもの，重度の障害と関連するもの，不可逆的なもの，致命的なものに限定している。参考文献20, 269ページ参照
22. 参考文献20, 273-274ページ参照
23. 参考文献21, 719-720ページ参照。なお，モロイ判決は，「不法妊娠」を争う本件と，いわゆる「不法出生」の事案とを区別している（参考文献21, 723ページ参照）。
24. 本件では，患者の親権者である親，親権をもたない生物学上の親がこれに該当する可能性がある。参考文献21, 720ページ参照
25. 参考文献15, 1882ページ参照
26. いわゆるPM病事件の高裁判決（東京高判平成17年1月27日判例集未搭載）。
27. もっとも，効果的な予防法・治療法がなくとも，開示する利益は小さくないとする見解もある。参考文献22, 46ページ参照
28. 参考文献2, 276ページ参照
29. 参考文献2, 278ページ参照
30. 参考文献2, 274-279ページ参照
31. 「遺伝子例外主義」については，参考文献23, 86ページ，参考文献24参照
32. 参考文献15, 1869ページ参照

33. 2003年のアイスランド最高裁判所判決は，プロバンドとは異なる当該プロバンドの血縁者（本件では娘）が，プロバンドの遺伝情報についてプライバシー上の利益を有することをはじめて承認している（Guomundsdottir v. Iceland, No. 151/2003.）。
34. スーターは，たとえ血縁者の利益になるとしても，強制的遺伝子テストは原則として禁止されると述べている（ただし「やむにやまれぬ利益」が認められる場合はその限りではないとする）。参考文献15, 1892ページ参照

❖ 用語解説 ❖

1. **プライバシー権**：1890年のWarren & Brandeis論文以降，「ひとりで放っておいてもらう権利」としてアメリカ判例上，生成・発展してきた権利。日本では，「私生活をみだりに公開されない権利」として，『宴の後』事件（東京地判昭39・9・28下民集15-9-2317）において承認された。憲法上も，第13条の幸福追求権から導き出される「新しい人権」の1つとして承認されると解されている（最判昭56・4・14民集35-3-620）。なお，アメリカでは，プライバシー権は自己決定権を含む広範な概念として理解されているが（参考文献13参照），日本では，それを「情報プライバシー権」の意味に限定して捉える立場が有力である（参考文献14, 454ページ参照）。

2. **家族の自律性**：アメリカでは，判例上，子どもに対する親の養教育権などと関連して，「家族のプライバシー」が憲法上保護されてきた。家族を国家からの干渉を受けない私的領域と捉えることは，リベラリズム的観点からは正当化されるが（公私二元論），家族内における権力関係（あるいはそれに基づく虐待）を隠蔽することになるといったフェミニズムからの批判も強い。残念ながら，日本憲法学において，「家族」の位置づけはいまだ十分ではない。

3. **自己情報コントロール権**：プライバシー権は，私生活に関わる事柄を他人や社会から知られず干渉されない自由権的な（消極的）権利として発展してきたが，情報化社会の進展に伴い，自己に関する情報を自らコントロールする権利（自己情報コントロール権）として積極的に捉える見解が有力になっている。この見解によれば，個人は自己情報に関する閲覧請求権，訂正・削除要求権，利用・伝播統制権を有するとされる。「個人情報の保護等に関する法律」（個人情報保護法）成立の背景には，こうしたプライバシー権概念の変遷がある。

4. **守秘義務**：刑法第134条第1項は，「医師，薬剤師，医薬品販売業者，助産師，弁護士，弁護人，公証人又はこれらの職にあった者が，正当な理由がないのに，その業務上取り扱ったことについて知り得た人の秘密を漏らしたときは，六月以下の懲役又は十万円以下の罰金に処する」と規定している。ただし，患者本人の利益よりも高次の社会的・公共的利益がある場合には，守秘義務が免除される場合もある（感染症の予防および感染症の患者に対する医療に関する法律第12条などを参照）。

◆ 参考文献 ◆

1) Lombardo PA : Genetic Confidentiality: What's the Big Secret?, University of Chicago Law School Roundtable 3, 589, 1996.
2) Brownrigg A : Mother Still Know Best: Cancer-Related Gene Mutations, Familial Privacy, and a Physician's Duty to Warn, Fordham Urban Law Journal 26, 247, 1999.
3) Pacific Reporter 2nd 551, 334, 1976. (Tarasoff v. Regents of the University of California)
4) North Western Reporter 173, 663, 1919. (Skillings v. Allen)
5) N.Y.Pub.Health Law 2782 (4) (a), Mckinney 1993 & Supp. 1998.
6) Andrews LB : Torts and the Double Helix: Malpractice Liability for Failure to Warn of Genetic Risks, Houston Law Review 29, 149, 1992.
7) Southern Reporter 2nd 661, 278, 1995. (Pate v. Threlkel)
8) Atlantic Reporter 2nd 677, 1188, 1996. (Safer v. Estate of Pack)
9) Andrews LB, Mehlman MJ, et al : Genetics: Ethics, Law and Policy, 358-365, 2002.
10) Richards JL, Wolf S : Medical Confidentiality and Disclosure of Paternity, South Dakota Law Review 48, 409, 2003.
11) Southern Reporter 2nd 640, 183, 1994. (Pate v. Threlkel)
12) 樋口範雄：医師患者関係と契約－契約とContractの相違，契約法理と契約慣行（棚瀬孝雄 編），77-109, 弘文堂，1999.
13) United States Reports 410, 113, 1973. (Roe v. Wade)
14) 佐藤幸治：憲法・第3版，青林書院，1995.
15) Suter SM : Whose Genes Are These Anyway?: Familial Conflicts Over Access to Genetic Information, Michigan Law Review 91, 1854, 1993.
16) United States Reports 268, 510, 1925. (Pierce v. Society of Sisters)
17) 芦部信喜：憲法学Ⅱ 人権総論，有斐閣，1994.
18) The American Society of Human Genetics Social Issues Subcommittee on Familial Dis-closure : ASHG Statement: Professional Disclosure of Familial Genetic Information, The American Journal of Human Genetics 62, 474-483, 1998.
19) Dowrkin RB : Limits: The Role of Law in Bioethical Decision Making 12, 1996.
20) Andrews LB : Gen-Etiquette: Genetic Information, Family Relationships, and Adoption, Genetic Secrets 255 (Mark A. Rothstein ed), 1997.
21) North Western Reporter 2nd 679, 711, 2004.
22) Groopman J : Decoding Destiny, The New Yorker, Feb 9, 1998.
23) 瀬戸山晃一：遺伝子情報異質論の批判的検討：遺伝子情報の特殊性と他の医療情報との区別可能性－果たして遺伝子情報は独自の特質を有しているのか？，医療・生命と倫理・社会 1 (2)，2002.

24) 山本龍彦：遺伝子例外主義に関する一考察, 遺伝情報と法政策（甲斐克則 編）, 成文堂, 2007.

山本　龍彦

1999 年	慶應義塾大学法学部法律学科卒業
2001 年	慶應義塾大学大学院法学研究科公法学専攻修士課程修了（法学修士）
2005 年	同博士課程単位取得満期退学
2006 年	桐蔭横浜大学法学部法律学科専任講師
	慶應義塾大学法学部非常勤講師

3. イギリスにおける遺伝医療に関する社会的議論の啓発活動
－ELSI 関連活動団体の動向を中心に

渡部　麻衣子

> この章では，新しい医療である遺伝医療を社会が自信をもって利用するためのイギリス社会の取り組みとして，遺伝医療の倫理・法・社会的問題に関して社会的な議論を啓発するための活動を紹介する。議題に関して議論を啓発し，広く社会から市民の声を集めるための手法であるパブリック・コンサルテーションを主軸とする，このイギリス社会の取り組みの特長は，官民様々な ELSI 関連の活動団体が関与している点である。ここでは，それらの中から 4 つの機関を取り上げて，そこでの活動を紹介する。

はじめに

　遺伝医療の先進国であるイギリスは，同時に遺伝医療に関して一般市民の間に議論を啓発し合意を促すことに関しても先端を行く国である。ここでは，イギリスにおいて遺伝医療の倫理・法・社会的問題（ethical, legal and social issues：ELSI）に取り組んできた団体・組織の動向を中心にして，どのように遺伝医療に関する社会的議論が促進されてきたかを見ていくこととする。まず注目しなくてはならないのは，多くの組織がこの課題に同時に取り組んでいるということである。国の機関だけを見ても，ヒト受精・胚研究機構（HFEA）やヒト遺伝学委員会（HGC）など，いくつかの組織がこれに関わっている。さらに，大学を拠点とするジェネティック・ナレッジ・パーク（GKP）や民間の研究助成団体，そして非営利組織が，遺伝医療の普及に際して浮上する様々な問題についての社

キーワード

パブリック・コンサルテーション，HFEA，HGC，GKP，ウェルカム財団，ダナ・センター，出生前診断，着床前診断，UK バイオバンク

会的議論を啓発してきた。その目的は，益するところの多い遺伝医療の負の側面にも一定の認識をもったうえで，これを普及させることで社会に遺伝医療を利用するに際しての自信をもたせることにある。以下では，まずイギリスの遺伝医療に関する動向をまとめ，その後，4つの機関に特に注目し，これまでイギリスで行われてきた遺伝医療に関する社会的議論を啓発するための試みを紹介したい。

I．イギリスの遺伝医療に関する動向

1．出生前診断

　遺伝に関連する医療として，現在イギリスで一般的に普及しているものの1つに出生前診断がある。いくつかの診断対象は，すべての妊婦に出生前の診断が可能であることが知らされる。これが，出生前診断を，自ら望んだ場合にのみ診断あるいは治療の行われる医療とは一線を画すものにしている。出生前診断は，医療を管轄するナショナル・ヘルス・サービス（NHS）の中にあるナショナル・スクリーニング・コミッティ（NSC）によって管理監督されている。NSCは出生前から成人期に至るまでの，日本でいうところの健康診断の管理監督を行う機関である。委員長のキャンベル博士（Dr. Henrietta Campbell CB）を筆頭に22人のメンバーで構成されている。

　NSCは100を超える診断対象を検討し，変更事項を毎年発表するとともに，診断方法についての指針をNHS管轄下の病院に配布している。診断対象は遺伝医療に関係するものばかりではない。現行の出生前の診断対象のうち，嚢胞性線維症，ダウン症，神経管欠損症，鎌状赤血球貧血およびサラセミアが，遺伝医療に関係する診断対象である。このうち鎌状赤血球貧血およびサラセミア以外は，出生前の診断が可能であることを全妊婦に紹介すべき対象とされている。診断対象を選択する基準は，『スクリーニングプログラムの実行可能性，効果，妥当性に関する評価の指針（Criteria for appraising viability, effectiveness and appropriateness of screening programs）』[1]で22項目にまとめられている。

2．着床前診断

　着床前診断は，主には生殖補助医療の利用者に関係する技術である。1990年にイギリスが世界に先駆けてその利用を認めた。現在，遺伝性疾患の予防，習慣流産の予防，および先に生まれた子への移植目的で適合する受精卵を選択することの3つの目的で行われている。着床前診断の対象とこれを行う病院の管理はヒト受精・胚研究機構（HFEA）が担当している。HFEAは，生殖医療に関する

指針であるコード・オブ・プラクティス（Code of Practice）によれば，着床前診断の提供の状況は出生前診断の提供と一致していることが期待されるが，着床前診断ではさらに特定の遺伝性疾患をもっているということ以外に，個々に特有の背景も考慮して行われるべきであるとする（Code of Practice 14.20, 14.21）。考慮される背景は以下の8つである。

① 予防される症状に対する治療を求める人々の考え
② 彼らの過去の生殖経験
③ 症状に関連する苦しみの予想される重さ
④ 現在と未来の効果的治療法の存在
⑤ 進行性疾患の進行速度
⑥ 知的障害の程度
⑦ 社会的支援の有無の程度
⑧ 治療を求める人々の家族状況

申請の許認可は，委員長を含めた19人のメンバーが行う。

3. UKバイオバンク

遺伝医療に関連して重要な最近の動向としては，UKバイオバンク（UK Biobank）がある。これは，ウェルカム財団（Wellcome Trust），英国医学研究審議会（Medical Research Council），英国国営医療機関（National Health Service）他の助成を受けて計画された長期の研究である。今年2006年より本格的に研究が開始され，今後20年から30年の間に，40歳から69歳までのボランティア50万人の協力を得て，癌，心臓疾患，糖尿病，アルツハイマーなどの疾患に関する遺伝学的研究が行われる。研究の本拠地はマンチェスター大学に置かれ，イギリス全土の22の大学が地域拠点となってデータの収集を行う。計画では，このように大規模かつ長期にわたる医学研究に伴って浮上する倫理的問題への対処も検討されてきた。10人の構成員からなる独立組織，倫理統括委員会（Ethics and Governance Council）が構成され研究計画の倫理面を支えている。

II. 遺伝医療に関する社会的合意形成：諸団体の活動

1. 概観

次にイギリスにおいて遺伝医療の社会への応用を支える諸団体の成り立ちとその活動について概観する。国が医療を統括しているイギリスでは，まず政府が，遺伝医療について社会的に妥当な政策決定を行うのに足る十分な情報と，決定に

対する社会の合意，そして決定の遂行に際する規制の枠組みを必要としている。ここで紹介する機関はその必要に対応している。それらの組織は主に4つに分けることができる。まずは政府系諮問・規制機関がある。これにはHFEA, HGCが含まれる。それから研究機関がある。これには，2002年より政府の助成を受けて，全国6つの大学を拠点として始動しているGKPプロジェクトが含まれる。3つ目に，民間の研究助成団体がある。その中でも特に大きな役割を果たしているのは世界最大の民間の医学系助成団体といわれるウェルカム財団である。財団の活動の中で特に目を引くのが，社会的議論の啓発である。ここでは主な活動としてサイエンス・ミュージアムにおける展示活動を紹介する。そして，4つ目にこれらのどこにも属さないが，独自の方法で一般市民の間で議論を啓発するための活動を行ってきたダナ・センター（Dana Centre）の取り組みを紹介したい。現在ダナ・センターは脳科学に特化した活動に移行しつつあるが，以前そこで行われたHGCによる着床前・出生前診断に関するパブリック・コンサルテーションについての一般市民を対象とした議論を一例紹介する。こうした団体の活動の共通点として注目したいのは，どの団体も遺伝医療に関して社会における議論を啓発することによって，遺伝医療と社会とを結ぼうとしている点である。

2. ヒト受精・胚研究機構（HFEA）

ヒト受精・胚研究機構（Human Fertilisation and Embryology Authority：HFEA）は，1990年のヒト受精・胚研究法（Human Fertilization and Embryology Act：HFE法）の制定を受けて，1991年8月に設立された国の機関であり，その役割は規制と管理監督および諮問の3つである。メンバーは，医師や政治学者，哲学者などの19人で構成されている。生殖に関する治療および研究において，それに関わるあらゆる人々，すなわち患者，子ども，一般市民，医師，治療提供者，研究者団体，さらに未来の世代の利益を守ることを理念とする。そのためにHFEAの行っている主な活動は以下のとおりである。まず体外受精と非配偶者間人工受精を行うクリニックの認定と監視を行う。ヒト胚研究を行う研究センターの認定と監視，配偶子とヒト胚の規制と保存を行う。これ以外に，HFEAは以下のような指針と規制作りに取り組んでいる。まず，不妊治療を行う医療機関に，認定された正しい医療行為に関する指針を与えるコード・オブ・プラクティスを発刊している[2]。また，ドナーと治療，また治療の結果生まれた子ども達の情報について，公式記録を管理している。イギリスの患者，ドナーそして医療機関に的確な助言と情報を与える。HFE法によって管轄されている治療サービス

と治療行為の提供，およびヒト胚と，あらゆるヒト胚の発達に関する情報を再検討する。内務省に，治療と研究の的確な発展について助言する。政府は2005年8月に，HFE法の見直し案を発表した。それによれば，HFEAは2004年4月に設立された人体組織局（Human Tissue Authority）と2008年に合併し，人体組織ヒト胚管理局（Regulatory Authority for Tissue and Embryos）となる予定である。

(1) HFEAによる議論の啓発

上に記したように，HFEAは遺伝医療に関して多岐にわたる重要な役割を演じている。なかでも最も重要な役割は，おそらく言うまでもなくHFE法を根拠とする遺伝医療の規制である。しかし，規制枠組みは社会的に承認されてはじめて妥当となる。したがって，新たな問題に関して一般市民の見解を問い，それに即した規制枠組みを形成する必要がある。広く社会から議題に対する意見を募集するパブリック・コンサルテーションが行われるのはそのためであると考えられる。HFEAだけでなく，イギリスにおけるパブリック・コンサルテーションには「見解の募集」と「知識の提供」の2つの目的のあることが観察される。HFEAが2005年11月に開始した，遺伝性の癌（卵巣癌，乳癌，いくつかの腸癌）などの遅発性疾患を対象とした着床前診断についての新たなパブリック・コンサルテーションにおいても，この2つの目的をみることができる。このコンサルテーションは，着床前診断の発達に伴って，上に記した癌のように，遺伝性ではあるが必ずしも発症するわけではなく，かつ成人後発症するような疾患を対象とした診断に何らかの規制を設ける必要が生じていることが背景としてあり，この点についての一般市民の見解を知ることを第一の目的としている。しかし，一般市民からの意見を募集するにあたり発表された16頁のレポート『選択と境界(Choices and Boundaries)』[3]では，ページのほとんどが医学的知識，現行法との関連，現行の医療サービスについての平易な解説に割かれており，このレポートが主に「知識の提供」を目的としていることがわかる。さらに，論点がこの問題にはじめて触れる人にもわかりやすい形でまとめられており，より多くの一般市民の議論への参加も可能にしている。12月にはロンドンで，一般市民を対象にしたコンサルテーションに関する会合を開催している。この会合も一般市民の議論への参加を可能にするための1つの工夫である。

3. ヒト遺伝学委員会 (HGC)

ヒト遺伝学委員会（Human Genetic Commission：HGC）も，HFEAと同

じく国の機関であるが，主に諮問に特化した機関であるという点で，HFEA とは異なっている。ここは，それまで3つあったヒト遺伝学に関する諮問機関，Advisory Committee on Genetic Testing, Advisory Group on Scientific Advances in Genetics, そして Human Genetic Advisory Commission を統合する形で1999年5月に設立された。HGC の特徴はその構成員にある。中心となる24人の専門家に加えて，100名を超える協議パネルを一般市民から募っている。協議パネルは実際に遺伝性疾患をもっている人や，その家族，あるいは彼らのケアを行う立場にいる人で構成されている。彼らの役割は委員会から提出されるレポートにおける議題について，当事者の立場から提言・助言を行うことである。

(1) HGC による議論の啓発

HGC は2000年より3つのパブリック・コンサルテーションを行っている。1つは，2000年12月から2001年2月にかけて行った遺伝情報の保護に関するパブリック・コンサルテーション『あなたの遺伝子は誰の手に（Whose Hands on Your Gene）』である。この結果は，2001年3月に貴族院に提出された。もう1つは2002年7月から2002年10月にかけて行った緊急のパブリック・コンサルテーションで，医療者を介さない遺伝子診断に関するものであった。この結果は2002年末に政府に提出された。そして，HGC の最近の成果は，生殖医療における遺伝医療の応用，すなわち着床前・出生前診断に関するレポートである。このレポートの作成にあたって，HGC は2004年に一度プレ・レポート『私たちの未来を選ぶ（Choosing Our Future）』[4] を作成し，これに対する意見を募集した。このプレ・レポートには協議パネルの役割が生かされ，遺伝性疾患，あるいは遺伝性疾患をもつ人の体験が反映される形となっている。プレ・レポートの発表と当時に HGC は，後で紹介するダナ・センターにおけるサイエンス・カフェの一企画として，市民向けのパネル・ディスカッションを行った。看護学の専門家，倫理学者および障害者運動家がパネルとしてそれぞれの主張を発表した後，参加した市民からの質問や意見に答えるという形式がとられた。会場では無料でプレ・レポートが配布され，そこでの議論が最終レポートに反映されることも告げられた。こうして，2005年8月に議論を総括したレポートが提出され，2006年1月に最終レポートが提出された。

4. ジェネティック・ナレッジ・パーク（GKP）

研究班の視察対象でもあったジェネティック・ナレッジ・パーク（Genetic Knowledge Park：GKP）は，遺伝医療の発展と応用，そして関連する ELSI 問

題に重点的に取り組むために，保健省（Department of Health）と貿易産業省（Department of Trade and Industry）より1500万ポンドの助成を受けて，全国6つの研究機関（Newcastle, Oxford, North West, Cambridge, London, Cardiff）に，2002年に設立された5ヵ年の研究プロジェクトである[5]。GKPという1つの名を冠してはいるが，各研究機関は独立して運営されており，それぞれ独自の課題に取り組んでいる。ここでは社会的議論の啓発のために活発に活動してきたニューカッスルにおける活動に触れたい。

　ニューカッスルのGKPは，ニューカッスルの生命センター（Center for Life）に，ライフ・ナレッジ・パーク（Life Knowledge Park：LKP）として置かれている。生命センターは，遺伝学研究，幹細胞研究および再生医療に関する研究に取り組んでいる。2003年には，研究チームの1つが体外受精の余剰胚からヒト胚幹細胞を生成する研究をイギリスではじめて認められた。LKPは特に老化と癌に関する遺伝学的研究に力を入れると同時に，ELSI問題の研究とその社会への発信も熱心に行っている。ELSI問題を担当するのは，生命センターとダラム（Durham）大学，ニューカッスル大学が共同で運営する政策倫理と生命科学研究所（Policy Ethics and Life Science：PEALS）である。

(1) PEALSでの活動

　PEALSでは主に11人の中心スタッフが研究に従事している。これに学生スタッフが加わる。研究活動としては，現在，以下の7つのプロジェクトが進行中である。これらの多くは遺伝医療やその対象についての社会科学的研究であるが，トム・シェークスピア（Tom Shakespeare）博士が計画主任である出生前スクリーニングウェブサイト情報は，これから出生前診断を受けようとする妊婦とその家族を対象に，実際にウェブサイト〈http://www.antenataltesting.info〉上で情報の提供を行っている。その中で，出生前診断が対象とする疾患5つについて，患者とその家族へのインタビューおよび日常生活を写した写真が掲載されていることは特徴的である。これによってサイトの閲覧者が疾患について日常的視点から知ることができる。これは，遺伝医療と一般社会の接点を結ぶ工夫といえる。さらにPEALSでは，市民が先端医科学研究について議論する文化の創生をめざすサイエンス・カフェ活動を活発に行っている。議題は遺伝医療にとどまらないが，科学一般と社会の距離を近くし信頼関係を築くことをめざすこのような活動の存在は，イギリス社会において遺伝医療に関する一般市民の議論を促進する動きと連動している。GKP研究機関が共同で作成した遺伝学および遺伝医療に関する

教育用 CD-ROM『生命の窓（Window on Life）』[6]の中で，シェークスピア博士は，「科学の進歩のためには，その倫理的側面に関するインフォーマルな議論が必要であり，人々の意見が聞かれる必要がある。意見が聞かれるためには，人々は科学の基礎を理解する必要がある」と述べ，一般市民が遺伝医療に関する理解を深め議論することが重要であることを強調した。

(2) PEALSでの研究プロジェクト

① 出生前診断情報サイト（Antenatal Screening Website Resource：AnSWeR）
　　代表：トム・シェークスピア博士
② ヒト胚提供：比較研究
　　代表：エリカ・ヘイムズ（Erica Haimes）教授およびアリソン・マードック（Alison Murdoch）教授
③ 健康な老いの遺伝学
　　代表：トム・カークウッド（Tom Kirkwood）教授
④ あなたの遺伝子はどれくらいゲイ？
　　代表：トム・シェークスピア博士
⑤ 成長障害とクオリティ・オブ・ライフ
　　代表：トム・シェークスピア博士
⑥ 社会正義のための陪審員制の拡大
　　代表：トム・ウェイクフォード（Tom Wakeford）博士

5. サイエンス・ミュージアム

　一般市民の先端の科学技術についての理解を深め議論を啓発するための活動は，民間の助成団体によっても支援されている。ロンドンのサイエンス・ミュージアムには，ウェルカム・ウィング（Wellcome Wing）と呼ばれる一角がある。ここは，世界最大の民間医学系助成団体といわれるウェルカム財団が出資し，先端科学に関する双方向的展示を常設している。ウェルカム財団は製薬会社 Burroghs Wellcome（1995年に Glaxco と合併し Glaxco Wellcome に，さらに 2000 年に SmithKline Beecham と合併し GlaxcoSmithKline となった）を設立したヘンリー・ウェルカム（Sir Henry Wellcome）の遺産と社の収益の一部により 1936 年に設立された。しかし 1986 年に社の株式が一般公開されたのを機に社の事業からは距離を置いて活動していると，財団は説明している[7]。双方向的展示とは，ただ解説にとどまるのではなく，人間に直接関わる最先端の科学について「あなたならどう思うか？」という問いを幅広い年齢層の来訪者に向かって

発し，来訪者がそれに答えることを可能にした展示である。例えば，遺伝医療に関する展示を行っている「私は誰？（Who am I?）」と題されたセクションでは，展示の一部であるコンピュータを通して，来訪者に様々な質問を投げかけている。来訪者は，そこに自分の答えを書き込むことができ，また他の来訪者が残した答えを読むこともできる仕掛けになっている。

6. ダナ・センター

サイエンス・ミュージアムに隣接するダナ・センターでは，毎月サイエンス・カフェが開催されている。現在は，英国学士院（British Academy），ヨーロッパ・ダナ脳科学連合（European Dana Alliance for Brain），そしてサイエンス・ミュージアムが連携して運営されている。イギリスで始まり，日本も含め世界に広まったサイエンス・カフェは，多くの場合は大学の関係者がボランティアで行っている小さな活動に過ぎない。先に紹介したPEALSでの活動は中でも活発なほうといえる。しかし，ここダナ・センターにおけるサイエンス・カフェはそれらとは一線を画すプロフェッショナルな活動となっている。「実験的対話」の場を自負し，電子投票制度やウェブキャスト，またネットを使った遠隔地からの議論への参加など，様々な技術を用いて議論の場を創出している。現在は，ダナ財団の出資によるヨーロッパ・ダナ脳科学連合が協賛していることもあってか，脳科学についての話題がほとんどだが，以前ここでHGCの提出したパブリック・コンサルテーションのためのレポート『私たちの未来を選ぶ（Choosing Our Future）』についての討論の場を設けたことがあった。討論で提出された意見は，コンサルテーションの最終レポートにも盛り込まれている。討論の様子は，下に詳しくまとめた。

(1) ダナ・センターでの議論

2004年9月，HGCの提出したパブリック・コンサルテーションに関して議論するために，約25人のオーディエンスと3人のパネルがダナ・センターに集まった。オーディエンスの中には5人のHGC関係者も含まれ，そこでの議論が最終レポートに反映されることが最初に告げられた。ディスカッションはまず，3人のパネルがそれぞれの意見を発表するところから始まった。その様子はウェブキャストを使ってネット配信された。現在もダナ・センターのウェブサイトから，当時の映像を見ることができる（http://www.danacentre.org.uk/calendar.asp?filter=date&date=08/09/2004）。以下がパネルからの発言の要旨である。

① オペラモトウ教授（HGC諮問委員）：出生前スクリーニングは，スクリーニ

ング前，途中，後の十分なサポートがなければならない。そして，全妊婦への提供は差別につながるので，胎児異常の可能性のある妊婦にのみ提供するべきである。
② ハリス教授（マンチェスター大学教授：哲学）：優生学には，ナチスへと続く負の優生学と，「できるだけ健康な子孫を残す試み」という正の優生学がある。遺伝性疾患のない卵や胎児を選ぶのは後者の優生学で，両親にはできるだけ正常で健康な子孫を残す選択をする道徳的な理由がある。その結果，その疾患をもつ，今生きている人々の命の価値が否定されることにはならない。
③ ハースト女史（障害者団体会長，自身も身体障害者）：スクリーニングがなぜ障害だけを対象にするのか，考えてみてほしい。スクリーニングの結果をどう使うのかを考えてほしい。私達は障害者の命の価値がすでに低く見なされている社会に生きている。その社会の価値観に，技術を使う人々が影響されるのは必至ではないか。だから全妊婦を対象にしたスクリーニングは，結局は負の優生学へと続く。

　これらの発言を受けて会場から様々な意見が提示された。最も強い反論にあったのはハリス教授だった。特に「正常・異常とは何か」という点について，ハリス教授の見解を問う意見が多く出された。これに対しハリス教授は，一貫して医学的観点からみて異常あるいは障害のある胎児を産まない道徳理由が妊婦にはあると主張し続け，この点から出生前のスクリーニングを推奨した。一方，会場からは，別の観点から出生前スクリーニングを容認する意見も提出された。それは，障害のある子を受け入れる準備としてのスクリーニングという考え方である。結果として，中絶を前提として出生前スクリーニングを明確に容認しているのは，3人のパネル中ハリス教授のみであった。これは不思議な結果であった。なぜなら，イギリスでは例えば胎児がダウン症と診断された妊婦のうち90％が中絶するという事実があるからだ[8]（NSC, 2004）。しかしこの点については議論の中では全く触れられなかった。このことが，サイエンス・カフェをはじめとする，一般市民の間に議論を啓発する際の残された課題を象徴しているように思われた。

おわりに

　以上の報告から，イギリスにおいては遺伝医療の推進に先立って，ELSI 関連諸団体が一般市民の間に実質的な議論を啓発しようと奮闘している様子が示されたかと思う。もちろんイギリスにおいても，すべての市民が最先端の遺伝医療に

関して正確な知識をもち議論できるというわけではないだろう。どれほどの人が議論に参加できているのかという点についての報告はないが，議論に参加するための「文化資本」を有していなければならないということを考慮すれば，むしろそのような市民はごく少数の限られた人々である可能性が高いと予想される。しかし，それでも各団体は平易な言葉で知識を伝え，そのうえで一般市民に議論を促す努力を続けていることには意義があるように思う。またHFEAやHGCといった政府系団体によるパブリック・コンサルテーションが新聞やテレビなどメディアを通して発表されるたびに，一般市民は遺伝医療に関する様々な問題にいまだ議論の余地のあることを認識する。そして，難解な遺伝学の知識や法律の素養のない市民の意見を汲み取るための，平易なレポートや開かれたパブリック・ディスカッションの場が設定されていること，そしてその後発表される詳細な結果報告によって，一般市民を議論に参加させる枠組みは整えられつつあるように思う。同時にここで取り上げたニューカッスルのGKPにおける活動や，サイエンス・ミュージアム，サイエンス・カフェの取り組みは，一般市民の間に遺伝医療問題に関して自ら考え議論する文化を作り出そうとしている。こうした諸団体によってなされる様々な努力は，遺伝医療の無批判的発展に加担していると揶揄するには，あまりに大きいといえるのではないだろうか。

　しかし，イギリスにおける社会への活発な遺伝医療に関する情報と論題の提供および議論を啓発することには，少なくとも2つの残された課題が存在する。1つは，こうして啓発された議論はどのように政策に反映されるのかという問題であり，もう1つは，議論において少数者の意見はどのように扱うのかという問題である。前者の問題に答えるためには，議論と政策との関係をさらに詳細に分析する必要があるだろう。後者の問題は，必然的に当事者の数の少ない疾患を対象とする着床前や出生前の診断において特に重要な問題である。こうした課題をいかに克服するかについては，いまだ検討の余地があると思われる。

◆ 参考文献 ◆

1) NSC, Criteria for appraising viability, effectiveness and appropriateness of screening programs, 2003.
2) HFEA, Code of Practice 6th Edition, 2003.
3) HFEA, Choices and Boundaries, 2005.
4) HGC, Choosing Our Future, 2004.

5) Department of Health, Genetic Knowledge Park Overview, 2002.
6) 〔CD-ROM〕Window on Life：My World, Department of Trade and Industry, and Department of Health. AnSWer 〈http://www.antenataltesting.info〉
7) We Do not Make Pharmaceuticals 〔http://www.wellcome.ac.uk/doc_WTD002731.html〕
8) National Screening Committee：National Down's Syndrome Screening Pro-gramme for England, Annual Programme Report 2002/03, 2004.

渡部　麻衣子
2002年　国際基督教大学卒業
　　　　英国ウォーウィック大学大学院社会学部博士課程入学
2005年　独立行政法人科学技術振興機構研究領域：社会システム／社会技術論上田チーム研究補助員（NPO法人市民科学研究室）
2006年　北里大学大学院医療系研究科臨床遺伝医学教室特別研究員

4. ドイツにおける遺伝子診断の規制について

堂囿　俊彦

> ドイツには，遺伝子技術に関連した法律はいくつか存在するが，ヒトを対象とした遺伝子研究・診断を包括的に扱う法律は存在しない。法的規制については1980年代から議論されてきたが，現在のところ規範の役割を果たしているのは若干の判例と医師会のガイドラインである。こうした中で，近年における遺伝子診断実施数の急速な伸びと，それによる遺伝子差別に対する危惧から，議会の諮問委員会が法制化を求める報告書を出すなど新たな動きもみられる。しかし，具体的に何をどこまで規制するのかについてはコンセンサスが得られておらず，今後も議論が続くと思われる。

はじめに

本稿に与えられた課題は，ドイツにおける遺伝子診断技術の規制を紹介することである。遺伝子診断技術を含め，ドイツにおける先端医療規制の現状については，わが国でも多数の紹介論文が書かれている。本稿では，主にそうした邦語文献を参考にしながら，規制の現状および最近の動きをまとめる。

I. 規制の現状

1. 法制度

ドイツには現在，遺伝子診断技術を包括的な形で規制する法律は存在しない。これに対し，同じドイツ語圏であるオーストリアやスイスではすでに法による規制がなされている。オーストリアでは1994年に「遺伝子技術法」（Gentechnikgesetz）[1]が，スイスでは2004年に「人に対する遺伝子検査に関す

キーワード

人間の尊厳，胚保護法，着床前診断，ガイドライン，遺伝カウンセリング，遺伝子差別，遺伝子診断，刑事訴訟法

る連邦法」(Bundesgesetz über genetische Untersuchung beim Menschen)[2]が，それぞれ成立しているのである．しかし，ドイツにおいても遺伝子技術に関連した法律であればすでにいくつか存在する．以下，そうした法律について簡単に説明していく．

(1) 胚保護法 (Gesetz zum Schutz von Embryonen：Embryonenshutzgesetz)[3]

生殖補助医療の進展に伴い体外で存在するようになったヒト胚を保護する目的で，1990年にドイツ連邦議会において成立し，翌1991年1月1日から施行された法律（刑法）である．卵提供，3個以上の胚移植，代理母，性選択，クローン個体の作製などが厳しく禁止されている．

この法律と密接に関連する遺伝子技術としては，着床前診断（Präimplantation Diagnostik = PID）が挙げられる．というのも，この法律では，明確に規定されてはいないが，以下のような条文に基づき実質的にPIDが禁止されていると理解されているからである．

PIDに関連する条文

第1条 次の各号のいずれかに該当する者は，3年以下の自由刑[1]または罰金に処する．
　二 卵子の由来する女性を妊娠させること以外の目的で，卵子を人工的に受精させることを企図した者

第2条 ヒト胚の濫用
　体の外で作られた，あるいは子宮内での着床が完了する前に女性から取り出されたヒト胚を譲渡する，もしくはそのヒト胚を維持することには役立たない目的で引き渡し，入手し，使用するものは，3年以下の自由刑または罰金に処する．

第6条 クローン
　他の胚，胎児，人または死者と同じ遺伝情報をもつヒトの胚が生まれる事態を人為的に引き起こす者は，5年以下の自由刑もしくは罰金刑に処する．

つまりPIDを実施する場合，受精卵は「妊娠させること以外の目的で」作られ（第1条違反），検査のために取り出される細胞はクローンであり（第6条違反），この検査自体は「ヒト胚を維持することには役立たない」のである（第2条違反）．

しかし，こうした解釈には反論もある．例えば，第1条については，PIDを行う時でも広い意味において妊娠を成立させようとする企図は存在するとする意見

が‡4、また第6条については、「現在の科学的知見に従うと、(PIDが実施される) 8細胞期以降の細胞はもはや全能性をもたないと見なされる」‡5 ので、胚保護法が対象としている胚、すなわち「発育能力のある」(第8条第1項) 胚には当たらないという意見が出されている。

現在のところ、法律改正に向けた具体的な動きはみられない。ただし、後に触れる連邦議会のもとに設置されたアンケート委員会「現代医学の法と倫理」(Recht und Ethik der modernen Medizin) の最終報告書 (以下、「最終報告書」と略記) では、多数派の意見として PID 禁止の立場が打ち出され、そのことを胚保護法に明記することが提案されている‡6。しかし他方、シュレーダー首相のもとに組織された国家倫理委員会 (Nationaler Ethikrat) の報告書「意見表明－妊娠前および妊娠中の遺伝子診断」‡7 では、限定的な PID 容認の立場が示されており、今後も議論が続くことが予想される‡8。

(2) 遺伝子工学法 (Gesetz zur Regelung von Fragen der Gentechnik：Gentechnikgesetz)‡9

この法律は、(1) で述べた胚保護法とほぼ同時期の1990年に成立した。しかしこの法律は、数回の改正を経た現在でも、本論が考察対象としている遺伝子診断を扱っていない‡10。第2条の「適用範囲」では、「遺伝子操作施設」「遺伝子操作作業」「組換え体の廃棄」「組換え体を含んでいる生産物あるいは組換え体から組成されている生産物の譲渡」が挙げられ、「組換え体が人間に対して使用される場合には、本法は適用されない」と述べられている。

(3) 刑事訴訟法 (Strafprozessordnung) の改正‡11

この改正の目的は、被疑者または被告人の確定のために、DNA 分析を用いることを可能にする点にあった。以前より、被告人確定のための血液採取などはすでに認められており (第81条 a)、この類推によって DNA 鑑定も許容されるという意見もあった。しかし、「こうした新たな分析手法に対する不安が存在するため法規上明文化しておくことが望ましい」‡12 という理由から、1997年に、第81条 a 第1項に基づき採取された血液標本などを用いた DNA 鑑定を認める第81条 e、そしてこの検査には裁判官の命令が必要とされるという第81条 f が加えられた。

1998年には、刑事訴訟法のこの部分を含んだ「DNA 同一性確定法」(DNA-Identitätsfeststellungsgesetz) が成立した。この法律によって第81条 g が加えられ、「将来において所定の犯罪に関する刑事手続きが行われうると想定された者

から体細胞を採取し、そのDNA鑑定を行うことが認められる」[12]とされた。その後、何度かの改正を経て、2005年には、DNA同一性確定法を廃止したうえで、「DNA分析の使用範囲を拡大するとともに、DNAマススクリーニングに関する規定を整備する」[13] ことを目的に、「司法上のDNA分析の新規制のための法律」(Gesetz zur Novellierung der forensischen DNA-Analyse)[14] が制定されている[15]。

2. 判例／ガイドライン

包括的な法規制を欠いた状態で、実際には、判例や医師会によるガイドラインなどが規範の役割を果たしている。以下、いくつかの文献を参考にしながら、そうした判例やガイドラインを紹介していく。

(1) 判例

1つ目の判決は、1997年11月11日に、連邦憲法裁判所で出されたものである。この判決では、不妊手術および遺伝カウンセリングの失敗によって生まれた子の養育費支払いをめぐる2つの争いが扱われている。ここで概観するのは後者の事例である。概要は以下のとおりである。

> **判例①**
> 先天的な知的障害および身体障害を負っている娘の両親が、次の子の妊娠に先立って大学病院を訪れ、再発危険率の診断を求めた（遺伝カウンセリング、genetische Beratung）。診断書によると、遺伝可能な障害は極めて確率が低いとされ、夫婦が次の子の妊娠を思いとどまる必要はないとされていた。しかし、次の娘も姉と同じく知的障害と身体障害を負っていた。両親は養育費の損害賠償を、母と子は慰謝料の支払いを医師に求めた。地方裁判所は請求を棄却したが、シュトゥットガルト上級地方裁判所は、医師に、契約不履行に基づく損害賠償として障害による出費を含む全養育費および慰謝料（母親、10000マルク）の支払いを命じた（子自身の慰謝料請求は棄却）。連邦通常裁判所も原審の判断を支持し、医師の上告を棄却した[16]。

連邦憲法裁判所の役割は、「国家のすべての行為について基本法の規定に適合するものであるか否かを審査すること」[17] である。そして、この判決では、上級裁判所という国家組織が出した判決が基本法に反するという異議申し立てが、敗訴した医師から出されたのである。例えば、損害賠償を医師に命じることは生まれた子を損害と見なすことになり、これは基本法第1条第1項で述べられてい

る「人間の尊厳」[*18]に反するといった申し立てがなされた。

これに対して連邦裁判所は，この申し立てを棄却した。例えば生まれた子と人間の尊厳との関係でいえば，「法的な意味において損害と見なされているのは，子ではなく，契約を果たさなかったことに由来し，（両親の）計画に反する出生によって引き起こされた親の養育負担である」[*19]と述べ，子の尊厳が侵害されているのではないとした。

2つ目の判決[*20]は，遺伝情報にも基づく解雇を扱ったものである。

> 判例②
> ある銀行行員が，銀行の幹部から，その銀行の首脳陣を侮辱するような匿名の文書を書いたのではないかと疑われた。銀行の幹部はその男性をもてなし，その際にDNAサンプルを男性の同意なく採取し，法医学的な鑑定に持ち込んだ。その後，鑑定結果に基づき，この男性は雇用主から無期限解雇の通告を受けることになる。この解雇に対し，男性は裁判を起こした。

これを扱ったシュトゥットガルト行政裁判所，ならびに抗告による控訴審が行われたバーデン・ヴュルテンベルク行政裁判所の判断（2000年）に従えば，この解雇通告は必要な要件を満たしておらず，それゆえこのケースではこの要求は違法である。というのも，「当人の同意のないDNA検査は重い犯罪行為を解明する目的に対してのみ許される」からである[*21]。

また，2004年には，職員採用における遺伝子検査をめぐる判決が出されている[*22]。争われたのは次のような事例である。試用期間にある女性教員が，正式な公務員のポストを得ようと申し込んだ。そして，必要な健康診断の1つとして，家族の遺伝病に関する質問が含まれ，これに対して，彼女は自分の父親がハンチントン病であることを告げた。ところが，その結果として彼女は試用期間を打ち切られてしまったのである。これを不服として裁判を起こした女性に対して，ダルムシュタット行政裁判所は，ヘッセン州の教育局に対して，試用期間打ち切りを取り消すように命じている。

(2) ガイドライン

遺伝子診断に関する規範の役割を果たしているガイドラインとしては，連邦医師会によって作成された「疾患および疾患傾向の出生前診断に関するガイドライン」(Richtlinien zur pränatalen Diagnostik von Krankheiten und Krankheitsdispositionen)[*23]や，「予測的遺伝子診断に関するガイドライン」(Richtlinien zur prädiktiven genetischen Diagnostik）[24] などが挙げられる。ここでは，後者を紹介していく。

このガイドラインでは，ドイツ基本法第2条第1項「何人も，他人の権利を侵害せず，かつ憲法的秩序または道徳律に違反しない限り，自らの人格の自由な発展を求める権利を有する」，さらにこれを支える基本法第1条第1項の人間の尊厳に基づき，自らの遺伝的性質を知る／知らない権利が正当化されている。しかし同時に，遺伝情報がもつ危険も踏まえたうえで，十分な情報提供と遺伝カウンセリングが義務づけられている。

説明と遺伝カウンセリングに含まれるべき事項
・検査の動機
・検査の目的
・検査のリスク
・診断能力の限界
・診断結果の確実性
・検査の対象とされる病気の種類と重症度
・病理学上の知見による治療／予防の可能性
・第三者の受けるダメージ
・病理学上の結果によって生じうる心理社会的および倫理的葛藤

そして，ここで注意しておきたいのが，連邦医師会によるガイドラインと，日本のガイドライン（例えば遺伝医学関連学会による「遺伝学的検査に関するガイドライン」）とでは，その位置づけが全く異なるという点である。というのもドイツの場合，医師は連邦医師会への加入を医療職法という法律によって義務づけられており，医師会が制定権をもつ職務法（ガイドラインも含む）に違反した場合には，医師職業裁判所へ告発されることになるからである。この裁判所でとられる措置としては，警告，戒告，10万マルク以下の過料，医師会会員資格の剥奪などがある[25]。

II. 法制化への動き

以上のように，ドイツにおいて遺伝子診断は，法律によって直接規制されているわけではなく，いくつかの判例や医師会によるガイドラインという形で間接的に規制されている。しかし，遺伝子診断を法によって規制するべきなのか，そし

て規制するとすれば，その根拠は何であるのか，こうしたことは1980年代からすでに論じられ続けている。以下，簡単に検討の歴史を振り返り，さらに近年，ドイツ連邦議会のアンケート委員会「現代医療の法と倫理」によってまとめられた最終報告書に触れることにする。

1. 遺伝子診断の法的規制をめぐる歴史

遺伝子技術に関連した法律として，「胚保護法」や「遺伝子工学法」が存在することはすでに述べたとおりである。そして，これらの法律の成立に大きな影響を与えた2つの報告書，「体外受精，ゲノム解析および遺伝子治療」（In-vitro-Fertilisation, Genomanalyse und Gentherapie）および「遺伝子工学の可能性と危険」（Chancen und Risiken der Gentechnologie）では，遺伝子診断についても検討されている。以下，その内容を瞥見しておこう。

「体外受精，ゲノム解析および遺伝子治療」は，連邦司法省と連邦科学技術省によって設置された共同作業部会が作成したものであり，通常，委員長の名をとって，ベンダ報告と呼ばれる[26]。この報告書では，その名のとおり，体外受精，ゲノム解析，遺伝子治療それぞれについて，科学的な方法，そこに含まれる問題，法的な現状とそれを踏まえた勧告などが記されている。特に本論に関連する遺伝子解析の箇所をまとめると，以下のようになる。

> **ベンダ報告におけるゲノム解析に関する意見表明**
> ・あらゆるゲノム解析は被験者の同意を前提とする。
> ・被験者が同意能力を欠く場合は，当人にとって利益がある場合に限り，法律上の代理人の同意に基づき実施できる。
> ・出生前診断は，病気の疑いがある場合に，母親の同意に基づいて実施できる。
> ・雇用におけるゲノム解析は，産業医学上の予防のためにのみ許される。雇用者の不当な要求を拒否した場合に，被雇用者に不利益が生じてはならない。
> ・ゲノム情報は保護を必要とする。

そして，このような意見に基づき，法的側面について委員会が出した答えは，「目下のところ,いかなる法的行為要求もない」というものであった。その理由は，検査を受ける人の権利を保護するのに現行の法律で十分であるということ，そして何よりも，1985年の時点において，「ゲノム解析に関するいかなる実践的経験もないのであるから,今日すでに立法者に具体的勧告を言明することは時期尚早」という点にあった。

次に,「遺伝子工学の可能性と危険」について見ていこう[21]。この報告書を作成したのは,連邦議会の下に1984年7月に設置されたアンケート委員会(アンケート委員会については後述)であり,約2年半をかけて最終報告書をまとめている。そこでは,後に遺伝子工学法へと結実していく部分の他に,ゲノム解析についても言及されている。遺伝子診断に関連する箇所をまとめると,以下のようになる✝27。

遺伝子診断に関連する報告内容

1.1 遺伝相談と出生前診断
・遺伝子分析の拡大に合わせて,遺伝相談所・診療所の人的・技術的能力を補強するべきである。
・医師が積極的なカウンセリングをしないための判断基準を作るべきである。
・データは厳重な保護を受けるべきである。

1.2 新生児スクリーニング
・重篤ではあるが,早期に発現し治療可能な遺伝病に対しては,スクリーニングがなされるべきである。

1.3 環境遺伝学および薬理遺伝学
・薬理遺伝学の基礎研究を助成するべきである。

1.4 労働者に対するゲノム分析
・労働者の集団検診における遺伝分析を禁止するべきである。
・ただし,労働者自身の健康に配慮し,なおかつ,それがもたらしうる危害をさけることができる場合には,許される。

1.5 保険のためのゲノム分析
・遺伝分析の結果は,保険会社によるリスク判断に用いられるべきではない。
・被保険者は,近い将来における病気の発現,予防措置の必要などを伝えなければならない。しかしそれが不確実な場合には必要ない。

1.6 刑事訴訟におけるゲノム分析
・訴訟上重要な事実を確定するためだけに行われる遺伝分析については問題ない。

そしてベンダ報告とは異なり,ここでは様々な法改正が提案されている(例えば,雇用者の質問権の制限を民法典へ追加すること)。しかしこの報告書でも,遺伝子診断の包括的な規制を目的とした法律の必要性は認識されていない。その

理由はおそらく，ベンダ委員会で述べられているように，遺伝子診断がそれほど普及していない当時，包括的な規制が必要なのかを検討するためのデータが欠けていた点にあると思われる。

2. 最近の動き

近年，法制化も含めた審議を包括的にしたものとして挙げられるのが，アンケート委員会「現代医療の法と倫理」によって出された最終報告書[‡28]である。もともとアンケート委員会とは，連邦議会が「広範かつ重要な難問について決定するにあたり準備をするために」[‡29]設置するものである。そして，「現代医療の法と倫理」委員会は，「関連する社会のグループ，制度，集団，ならびに教会に対して適切な配慮をしたうえで，医学が将来もたらす問いに関して，倫理的な評価，社会上の取り決めの可能性，そして立法上および行政上の行動に対して助言をすること」[‡30]を目的に，2000年3月24日に設置された。

具体的な審議対象としては，①着床前診断，②遺伝子情報，③バイオテクノロジーにおける知的財産，④ES細胞研究などが挙げられていた。しかし，最後の2つについては，議会での決定を急ぐ関係上，中間報告書として個別に出され[‡31]，2002年5月に，遺伝子情報と着床前診断を扱った最終報告書が連邦議会議長に手渡されている。

すでに述べたように，この報告書では，包括的な「遺伝子診断法」（Gentest-Gesetz）が提言されている。具体的には，主として以下のようなことを法的に規定するべきだとされている。

提案されている遺伝子診断の法的規制

・自らの遺伝情報を知る／知らない権利の保障
・同意能力のない人に対する遺伝子診断の原則的禁止
・遺伝子検査に基づくプライバシー侵害の禁止（刑罰化）
・保険会社による遺伝子検査結果の請求・利用の原則的禁止
・職場における遺伝子差別を予防する企業の義務
・集団的遺伝子検査の規制
・遺伝子診断を，医師の専属事項とすること
・遺伝子診断に関してインフォームドコンセントを保証することを医師の義務とすること
・分子レベルでの遺伝子研究の規制
・遺伝子情報の濫用を防ぐ規制

このような法的な規制を前面に打ち出した背景には，親子鑑定のような非医学的なものも含めて，遺伝子診断が急速に普及していること✝32，そしてそれによって，「遺伝子差別」の生じる可能性が高まっていることが挙げられる。差別が，基本法第3条の平等原理✝33 に反し，この原理が第1条第1項の人間の尊厳に基づいていることを考えた時✝34，人々を遺伝子差別から保護することは「国家権力の義務」とされるのである。

しかし，この報告書で提案された遺伝子診断法はいまだに成立していない。この報告書が提出される以前から，緑の党は遺伝検査法の成立を要望しており，医療制度改革において取り上げられることもあったが，十分に話し合われていないという理由から[28]，あるいは公聴会や議会での審議の必要性から[29]，実現には至っていないようである。

こうした状況の中，2005年に国家倫理委員会は，判例の箇所で触れたヘッセン州の事例をきっかけに，「雇用審査における予測的な健康情報」という報告書を出している。そこでは，職員採用時の健康診断における遺伝情報の利用を認める方針が示されている✝35。具体的には，6ヵ月の間に，職務に重大な影響を与えるような疾患については，遺伝子診断を健康診断に含めることを認めるとしている。このような方針は，「最終報告書」が示した考えとは対立する点もあり，今後も議論が続いていくことが予想される。

おわりに

この報告では，ドイツにおける規制の現状をごく簡単に紹介してきた。いくつかの判例や医師法によって支えられたガイドラインが一定の規範の役割を果たしているなかで，さらに法律が必要なのかについては議論が分かれている。しかし，医学的なもの，非医学的なものも含めて，遺伝子診断の件数が急速に増えている現実を反映し，何らかの新たな対応が必要ではないのかという声は高まりつつあるように思われる。

それでは，こうしたドイツの現状が，どのような意味で日本の今後にとって参考になるだろうか。単なる印象の域を出ないが，最後にこの点について触れておきたい。現在のところ日本では，指針，ガイドラインなどによって，臨床や研究における遺伝子診断は規制されている。そして一見すると，こうした現状はドイツと非常に類似しているように思われる。しかし，こうした類似性に基づき，日本の現状を（例えば）肯定することには慎重であるべきである。というのも，す

でに述べたように，ドイツにおいても何らかの規制が必要であることは認識されており，さらに，そもそもドイツ連邦医師会のガイドラインと日本でいわれる「ガイドライン」とはかなり異質だからである。

しかしまた，例えばドイツ連邦議会審議会の最終報告書を引き合いに出しながら，遺伝子診断の法的な規制を論じることも安易に思われる。すでに述べたように，遺伝子診断の法的規制については，ドイツにおいても明確なコンセンサスが得られているとは思われないし，何よりも法的規制の究極的根拠として挙げられる「人間の尊厳」がもつ文化的側面を度外視したままで日本に持ち込むことは，いたずらに議論を混乱させるように思われる[36]。

今後の課題として，具体的なレベルでは，日本とドイツ両国の医療制度などの違いを踏まえたうえで，日本においてガイドラインによる規制を担保していく道を探ると同時に，抽象的なレベルでは，「人間の尊厳」という概念の通文化性を見極めていくことが必要になるだろう。

✣ 注釈 ✣

1. http://www.bmgf.gv.at/cms/site/attachments/5/2/0/CH0264/CMS1085735125660/gentechnikgesetz-1994
2. http://www.admin.ch/ch/d/ff/2004/5483.pdf
   2007年に施行予定。
3. http://www.bba.de/gentech/eschg.pdf
   邦訳としては，床谷文雄によるもの（参考文献1, 226-229ページ），川口／葛原によるもの（参考文献2, 78-81ページ）などがある。また，胚保護法の全体像については参考文献1-6を参照のこと。
4. 参考文献6, 114ページ
5. ドイツ医師会 (Bundesärztekammer)「着床前診断の指針のための討議草案」(Diskussionsentwurf zu einer Richtlinie zur Präimplantationsdiagnostik), 2000年2月
   http://www.bundesaerztekammer.de/30/Richtlinien/Richtidx/PraeimpEntwurf/10Diskuss.html
6. 参考文献8, 115ページ（この部分は未邦訳）
7. Genetische Diagnostik vor und während der Schwangerschaft
   http://www.ethikrat.org/stellungnahmen/pdf/Stellungnahme_Genetische-Diagnostik.pdf
   国家倫理委員会のホームページ (http://www.ethikrat.org/index.html) から，英語版の

全文もダウンロードできる。
8. アンケート委員会と国家倫理委員会の関係については参考文献9（特に第6章）を参照のこと。また、胚保護法施行後の改正議論の全体像については、参考文献6,7に詳しい。
9. http://www.bba.de/gentech/gentg.pdf
邦訳は、牧野忠則によるものが参考文献10, 497-549ページに収められている。なお、遺伝子工学法の全体像については、参考文献11-14を参照のこと。
10. 参考文献11, 173ページ
11. 刑事訴訟法改正に関する記述は、参考文献15-17に拠った。
12. 参考文献15, 37ページ
13. 参考文献17, 123ページ
例えばこの法律によって、81条fの規定が緩和され、「誰のものかわからない犯跡については裁判官の命令を不要とする」とされている。
14. 参考文献16, 110-113ページに邦訳が収められている。
15. 以上の法律のほか、例えば「最終報告書」では「医療用製品法」の改正が取り上げられている。
16. 参考文献18, 112-113ページ
17. 参考文献19, 46ページ
18. 条文は以下のとおり。「人間の尊厳は不可侵である。尊厳を尊重し保護することは、あらゆる国家権力の責任である」(Die Würde des Menschen ist unantastbar. Sie zu achten und zu schützen ist Verpflichtung aller staatlichen Gewalt.)
19. 参考文献8, 80ページ（この部分は未邦訳）
原文は注7に記したサイトから入手可能。Cf. 参考文献18, 116fページ
20. 本判決に関する記述は、全面的に、参考文献8, 134 (89) ページに基づく。
21. さらに、連邦通常裁判所において、秘かに行われた親子鑑定結果を法廷で利用することを禁じる判決が出ているようであるが、詳細は不明である。Cf. 参考文献20
22. この判決については、この事件をきっかけに国家倫理委員会によって作成された報告書「雇用審査における予測的な健康情報」Prädiktive Gesundheitsinformationen bei Einstellungsuntersuchungen, 9fページに拠った。
http://www.ethikrat.org/stellungnahmen/pdf/Stellungnahme_Praediktive-Gesundheitsinformationen.pdf
23. http://www.bundesaerztekammer.de/30/Richtlinien/Richtidx/Praediag.html
24. http://www.bundesaerztekammer.de/30/Richtlinien/Richtidx/Praediktiv/PraedDiagnostik.pdf
ドイツ医師会は1998年に、「発癌の遺伝的傾向を診断するためのガイドライン」(Richtlinie zur Diagnostik der genetischen Disposition für Kerbserkrankungen) を作っている。ここで紹介するガイドラインは、基本的にこの発癌傾向に関するガイドラインをより

一般的にしたものである。また，連邦医師会の他にも，以下のような学会が独自にガイドラインを出している。
・ドイツ学術協会「予測的遺伝子診断」
　http://www.dfg.de/aktuelles_presse/reden_stellungnahmen/2003/download/praediktive_genetische_diagnostik.pdf（独語）
　http://www.dfg.de/aktuelles_presse/reden_stellungnahmen/2003/download/predictive_genetic_diagnosis.pdf（英語）
・ドイツ人類遺伝学会「出生後の予測的遺伝子診断」
　http://www.medgenetik.de/sonderdruck/2000-376a.PDF（独語）
　http://www.medgenetik.de/sonderdruck/en/Predictive_diagnosis.pdf（英語）
しかし，これらの意見表明が医療や研究の実践にどれほどの影響力を与えるのかについて，筆者は知識をもたない。なお，ES 細胞の輸入研究においてドイツ学術協会が与えたインパクトについては，参考文献 9（第 1 章）に詳しい。

25. 連邦医師会によるガイドラインの身分については，全面的に参考文献 6, 105-107 ページに拠った。
26. 船木 祝による邦訳が，『続・独仏生命倫理研究資料集（下）』平成 15 年科学研究費補助金・基礎研究 B, 336-380 ページ，2004. に収められている。ベンダ報告については，参考文献 2 を参照。
27. この報告書については，抜粋が参考文献 22, 393-399 ページに収められている。
28. なお，本報告書の全体像については，訳書（参考文献 23）に付された松田 純による解説（213-227 ページ），参考文献 24 が参考になる。
29. Geschäftsordnung des Deutschen Bundestages (GOBT), §56
30. Drucksache 14/3011
31. 両報告書については参考文献 25 で詳しく紹介されている。また，ES 細胞に関する中間報告書に基づき施行された「幹細胞法」については参考文献 26 を参照のこと。
32. 例えば，「1991～1997 年の間に実施された出生後染色体検査の数は 2 倍以上に増えている」参考文献 8, 116(55) ページ。また，参考文献 20 によれば，ドイツでは 1 年の間に，純粋に医学的な目的の遺伝子検査が 9 万件，親子鑑定が約 4 万件実施されているとのことである。
33. 「すべての人は，法の前に平等である。」
34. 例えばドライヤーは，尊厳の内容を構成するものとして，平等原理，自由主義的原理，社会的要素の 3 つを挙げている。参考文献 27 参照
35. 注 22 に挙げた報告書を参照のこと。
36. 日本（憲法）における「個人の尊厳」とドイツ基本法における「人間の尊厳」を比較検討したものとして，参考文献 30, 31 が挙げられる。

第 3 部　各論：倫理的・法的・社会的問題の観点から

❖ **用語解説** ❖
1. **自由刑**（Freiheitsstrafe）：懲役，禁固，拘留など，監獄に収容される刑罰をいう。

◆ **参考文献** ◆
1) 総合研究開発機構（川井 健 編）：生命科学の発展と法，有斐閣，2001.
2) 川口浩一，葛原力三：ドイツにおける胚子保護法の成立について，奈良法学会雑誌 4, 77-94, 1991.
3) ハンス・ルードヴィッヒ・ギュンター：胚子の保護に関する法律討議草案，関西大学法学論集 38, 354-378, 1988.
4) 盛永審一郎：「ドイツ胚保護法」は情け知らずか，生殖医学と生命倫理，259-274, 太陽出版，2001.
5) 盛永審一郎：「人間の尊厳」と「生命の尊厳」－「ドイツ胚保護法」をてがかりに－，理想 668, 82-93, 2002.
6) 佐藤 亨：ドイツにおける着床前診断を巡る状況－胚保護法制定以後の動向について－, 上智法学論集 49, 100-122, 2005.
 http://law-web.cc.sophia.ac.jp/top/LawReview/contents/4901/4901kenkyukai_main.htm
7) アルビン・エーザー：比較法的視点からみたバイオテクノロジーの進歩の法的諸問題，現代刑事法 3, 62-72, 2001.
8) Enquete-Kommission : Recht und Ethik der modernen Medizin, Shulussbericht Drucksache 14/9020, 2002.
 〔ドイツ連邦審議会（松田 純 監訳）：人間の尊厳と遺伝子情報，知泉所館，2004.〕
9) 松田 純：遺伝子技術の進展と人間の未来－ドイツ生命環境倫理学に学ぶ，知泉書館，2005.
10) ドイツ憲法判例研究会：人間・科学技術・環境，信山社，1999.
11) ゲルノート・シューベルト：「遺伝子技術法」の意義と成立過程，関西大学法学論集 40, 163-186. 1990.
12) ライナー・ヴァール：遺伝子技術法の改正，筑波法政 18, 407-425, 1995.
13) 高橋 滋：ドイツ遺伝子工学法の諸問題，法学研究（一橋大学研究年報）23, 71-94, 1991.
14) 小野秀誠：ドイツの遺伝子技術法（2005 年改正法）と厳格責任，国際商事法務 33, 945-949, 2005.
15) 渡邉斉志：ドイツにおける DNA 鑑定に関する立法動向，外国の立法 211, 36-47, 2002.
16) 渡邉斉志：ドイツにおける DNA 鑑定の活用範囲を拡大するための改正，外国の立法 227, 106-113, 2006.
17) 齋藤純子：海外法律情報 犯罪捜査における DNA 分析の新規制，ジュリスト 1298, 123,

2005.
18) 嶋﨑健太郎：不妊手術又は遺伝相談に失敗した意思の損害賠償と望まずに生まれた子の人間の尊厳，自治研究 74, 112-119, 1998.
19) 村上淳一，ハンス・ペーター・マルチュケ：ドイツ法入門 改訂第5版，有斐閣，2002.
20) Kroker H : Nur wenige Gentests sind medizinisch sinnvoll, Welt 18, Januar 2005.
21) エルヴィン・ドイッチュ：1987年ドイツにおける遺伝子工学法 – ドイツ連邦議会「遺伝子工学の可能性と危険」調査委員会による立法化のための提案 –，立命館法学 197, 63-81, 1988.
22) ハンス・ルードヴィッヒ・ギュンター，ロルフ・ケラー 編：生殖医学と人類遺伝学 – 刑法によって規制するべきか？，成文堂，1991.
23) ドイツ連邦議会審議会：人間の尊厳と遺伝子情報，知泉書館，2004.
24) 古田裕清：遺伝子検査の倫理的・法的問題 – ドイツ連邦議会諮問委最終報告書，ドイツ文化 58, 109-158, 2003.
25) 古田裕清：バイオテクノロジーと現代医学に関わる法と倫理 – ドイツにおける最近の動向の紹介と分析，人文研紀要 43, 85-122, 2002.
26) 齋藤純子：海外法律情報 ドイツ 幹細胞法の施行，ジュリスト 1231, 135, 2002.
27) ホルスト・ドライヤー：人間の尊厳の原理（基本法第一条一項）と生命倫理，人間・科学技術・環境，72f, 信山社，1999.
28) Koalition legt Gesundheits-Sparpaket auf, Welt 12, Oktober 2002.
29) Richter-Kuhlmann EA : Gentestgesetz Steken Geblieben, Deutshces Ärzteblatt 101, A669, 2004.
30) ホセ・ヨンパルト：人間の尊厳と国家の権力，成文堂，1990.
31) 青柳幸一：個人の尊重と人間の尊厳，尚学社，1996.

堂囿　俊彦
1998年　琉球大学法文学部人文学科卒業
2000年　東京都立大学人文科学研究科（哲学専攻）修士課程卒業
　　　　東京都立大学人文科学研究科（哲学専攻）博士課程入学
2004年　東京都立大学人文科学研究科（哲学専攻）博士課程単位取得退学
　　　　東京大学大学院医学系研究科生命・医療倫理人材養成ユニット特任助手

トピック

③ 連邦遺伝子差別禁止法案

吉田　仁美

　アメリカの2005年遺伝情報差別禁止法案は，2005年2月16日に上院を通過し，2005年3月10日に下院に提出され，現在，下院の複数の委員会に付託されている。
　アメリカでは，ヒトゲノム解析研究のスタートとともに，遺伝差別に対する関心が高まった。主に懸念されているのは，雇用差別と，社会保険制度のないアメリカで雇用に深く結びついている健康保険に関する差別である。遺伝子の変異を保有しているからといって病気の発現率はそう高いとは限らないが，使用者や保険者は，雇用や保険加入などに関する判断を，予測的な遺伝子テストに基づいて行う可能性がある。プライバシーの面からも，遺伝子テストを受けたり遺伝情報を提供するよう要求されることに対する保護や，遺伝情報の開示，情報の管理に関するルールが必要である。また，自らの遺伝子の変異について知らないでいる権利も認められるべきである。
　連邦レベルでは，現在のところ障害者差別禁止法（ADA），健康保険の通算と責任に関する法律（HIPAA），大統領令第13145号が，遺伝差別に対処すると考えられている。しかし，どの法律も適用の範囲が限られており，プライバシーの観点からの保護に関する規定を欠くなど，保障は不十分である。また多くの州が，使用者や保険者に対して遺伝子差別禁止法を制定し，遺伝に関わるプライバシーに関する規制を行っているが，その態様は様々である。そのため，連邦としての統一的な保護の基準を確立する必要から遺伝子差別禁止法の制定が検討され，これまで2001年遺伝子差別禁止法案（Genetic Nondiscrimination in Health Insurance and Employment Act of 2001），2003年遺伝情報差別禁止法案（Genetic Information Nondiscrimination Act of 2003）が提出されたが，いずれも成立をみなかった。
　現在検討されている2005年遺伝情報差別禁止法案（Genetic Information Nondiscrimination Act of 2005）は，保険と雇用の分野における遺伝情報に基づく差別を禁止しようとするものである。

この法案は，①家族，②遺伝情報，③遺伝子テスト，④遺伝サービスの定義を規定しており，①家族は，個人の配偶者，実子・養子を問わず扶養にかかる子，その他，個人，配偶者，子の血縁者とされる。②遺伝情報は，個人や家族の遺伝子テスト，個人の家族が発症した病気や障害に関わる情報とされるが，性別および年齢に関する情報は含まない。③遺伝子テストは，染色体，タンパク質，遺伝子型や突然変異，染色体異常を探知しうる，人の DNA，RNA，代謝産物に関するテストとされた。ただし，タンパク質，遺伝子型や突然変異，染色体異常を探知しえないプロテインや代謝産物のテストは含まず，ヘルスケアの専門家や医学の専門家が合理的に探知しうる明白な病気や障害，病理学上の状態に直接関連したプロテインや代謝産物のテストは含まない。④遺伝サービスは，遺伝子テスト，遺伝カウンセリング（遺伝情報を獲得，解釈，評価するなど），遺伝子教育を意味すると規定された。

　2005 年法案の第 1 編は，グループ保険のみでなく，個人保険についても，健康保険における差別禁止を定めている。保険者が，遺伝情報または個人やその家族が遺伝サービスを受けたなどの情報に基づいて加入や継続を拒むことや，遺伝情報に基づいて保険料などの割り増しを行うことのほか，個人やその家族に遺伝子テストを受けるよう要求することを禁じる。違反があった場合，アドミニストレーターに侵害期間につき 1 日 \$100 の罰金などの行政罰が課されるほか，保険加入を拒まれた日にさかのぼって保険が適用される衡平法上の救済が与えられる。行政手続を前置すると回復不能の損害を被る場合には，直接に訴訟を提起することもできるとする。

　また，保険者に対し，遺伝情報の利用や開示について守秘義務を課し，保険の引き受け，個人を加入させるかどうかや掛け金率の決定などにあたって，遺伝情報の利用・開示・提供を求めたり義務づけることや，購入を禁ずる。加入に先立ち，かつ関連して，遺伝情報の提供を求めたり義務づけたりすることや，購入することも禁ずる。また，遺伝情報の利用や開示に関する州法の規制がより厳しいものでない限り，この規定が州法に優越するとする。

　第 2 編は，使用者が，被用者の遺伝情報を理由に，雇用を行わなかったり拒否すること，解雇すること，被用者の報酬・雇用諸条件・雇用上の諸権利に関して差別を行うことを禁じる。また，雇用の機会を奪ったり被用者の地位に悪影響を及ぼす方法で，被用者の遺伝情報を理由に被用者を制限し，分離し，区別することを違法な雇用行為とする。定められた例外以外の場合に，被用者やその家族の

> トピック

　遺伝情報の提供を求めたり義務づけたりすること，購入することも，違法な雇用行為とされる。同様に，労働派遣事業主，労働者組織，トレーニング・プログラムによる雇用差別も禁じている。
　また，使用者，労働派遣事業主，労働者組織などが遺伝情報を保有する場合，情報が秘匿医療記録として扱われなくてはならないことを定め，開示を禁ずる。
　本編の侵害には，1964年公民権法の第7編（Title Ⅶ）ほか，様々な雇用に関する法律の権限，救済，執行に関する規定が適用されるが，本編は，同等またはより強い保護を与える他の連邦法や州法のもとでの権利や保護を制限しないとされている。
　法案は，徐々に支持者を増やしており，2006年11月21日現在，スポンサー議員の数は435名中244名で，約56％の支持を得ている。しかし，既存の規制で十分であるという意見，免責や保護の範囲についての反対もあり，いまだ成立に至っていない。2006年11月の中間選挙では，民主党が上下両院を支配する結果となった。本法案が下院の任期切れまでに成立するかどうか，見通しは不透明である。

吉田　仁美

1997年	同志社大学大学院法学研究科博士課程後期退学
1999年	大阪成蹊女子短期大学専任講師
2001年	大阪成蹊女子短期大学助教授
2002年	関東学院大学法学部法律学科専任講師
2003年	関東学院大学法学部法律学科助教授

おわりに

　この半世紀，分子生物学の目覚しい進歩は，人間の基礎的な生命過程そのものの解明のみならず，医療応用という形で人々の健康や福祉にも貢献してきた。しかし，その一方で，様々な倫理的・社会的問題を惹起していることも指摘されている。

　本書は，遺伝子解析技術が医療の領域で応用される時に起こる様々な問題を，自然科学系と人文社会系の研究者がそれぞれの立場から論じたものである。自然科学的な知識や，医療現場で実際に何が起こっているかについての認識は，倫理的・法的・社会的問題を考えるうえではほぼ欠かせないものであると言っていいだろう。その一方で，それらが豊富でありさえすれば答えが出せると言えるほど，現在提起されている問題は単純ではない。

　ある種の科学至上主義に立てば，科学の進歩によって起きる問題はさらに科学が進歩すれば解決されるものであると安穏としていられるのかもしれないが，ことこの問題に関して言えば，そのような楽観が関係者の間に濃厚であるわけではない。筆者の個人的な印象で言えば，むしろ，科学の進歩が本当に人々の幸福や福祉に貢献するのだろうかという一抹の不安と，いや貢献しうるような科学でなければならないのだ，しかし，そのためにはどうしたらいいのだろう，現在の方向性は間違っていないだろうかといったような，ゆらぎの中に多くの関係者がいるような気がする。

　本書は，第一部の総論に始まり，遺伝医療の各領域での倫理的・社会的問題を第一線で活躍する執筆者が平易な言葉でまとめたものを押さえつつ（第二部），さらに第三部では，遺伝医療をめぐる倫理的・法的・社会的問題のうち，医療現場で関心の高い「発症前診断」と「開示義務」を取り上げた。海外情報としては，この領域での法政策として常に注目され国際的にそれぞれ独自のモデルとなっている，アメリカ，イギリスとドイツを取り上げた。トピックスとして，一方では

ゲノム ELSI の起源を，他方では最新情報として，国内での遺伝子検査と生命保険裁判の話題と，アメリカの遺伝子差別禁止連邦法案の話題を紹介している．

遺伝医療関係者および遺伝医学研究者のみならず，遺伝子解析技術の医療応用をめぐる倫理的・社会的問題に関心のある方には広く読んでいただけるように，という意図で編集したつもりであるが，至らない点があれば忌憚のないご意見をいただければ幸いである．

メディカル ドゥ社の小早川久美氏と中林 誠氏には，著者一同を励まし続けてくださったことをはじめ，原稿をチェックしていただくなど，大変お世話になった．深く感謝したい．

編者　　玉井 真理子

資料

遺伝学的検査に関するガイドライン
(各学会ホームページより転載)

遺伝医学関連学会

- 日本遺伝カウンセリング学会
- 日本遺伝子診療学会
- 日本産科婦人科学会
- 日本小児遺伝学会
- 日本人類遺伝学会
- 日本先天異常学会
- 日本先天代謝異常学会
- 日本マススクリーニング学会
- 日本臨床検査医学会

(以上五十音順)

- 家族性腫瘍研究会

平成 15 年 8 月

はじめに

　細胞遺伝学，遺伝生化学および分子遺伝学の進歩は遺伝医学の発展に多大な貢献をもたらした。その結果，医療の現場においても，染色体検査・遺伝生化学的検査・DNA検査などの遺伝学的検査が臨床検査の一部として利用されている。これらにより明らかにされる遺伝学的情報は遺伝性疾患の診断，治療，予防，遺伝カウンセリングなどに貢献し，今後ますます重要になってくるものと予想される。
　一方で，遺伝学的検査においては，生涯変化しない個人の重要な遺伝学的情報が扱われるため，検査実施時のインフォームド・コンセント，個人の遺伝学的情報の保護，検査に用いた生体試料の取り扱い，検査前後の遺伝カウンセリングなど慎重に検討すべき問題が存在している[1)-3)]。また個人の遺伝学的情報は血縁者で一部共有されており，その影響が個人にとどまらないという際立った特徴も有していることから，新たな生命倫理規範が求められている。さらに最近では，遺伝医学的知識および分子遺伝学的技術基盤が不十分であり，責任体制が不明瞭であるにもかかわらず，臨床的意義が確立されていない遺伝学的検査を行おうとする医療機関や企業が現れ，社会的混乱をきたすことも憂慮されている[4),+1]。
　すでに，ヒトゲノム研究の急速な進展とその成果の応用の可能性の拡大を背景にして，基礎研究および臨床研究のレベルでは，遺伝子解析に関する倫理原則や指針が国によって定められている。まず2000年4月には，ミレニアムプロジェクトの実施にあたって厚生科学審議会先端医療技術評価部会により「遺伝子解析研究に付随する倫理問題等に対応するための指針」（いわゆる「ミレニアム指針」）[5)]が作成され，2000年6月には科学技術会議生命倫理委員会が「ヒトゲノム研究に関する基本原則」[6)]を策定し，さらに2001年3月には，この「基本原則」を基礎に研究現場で適用されることを目的として「ヒトゲノム・遺伝子解析研究に関する倫理指針」（いわゆる「3省指針」）[7)]が文部科学省，厚生労働省および経済産業省によって共通に設けられた。現在，わが国の遺伝子解析研究はこの3省指針に基づき進められている。
　診療の場においても，遺伝子解析研究により明らかにされる遺伝学的情報が有効に利用される場面が増加してきている。研究を目的とした遺伝子解析と診療を目的とした遺伝学的検査との間に明確な区別を設けることは必ずしも容易ではないが，遺伝学的検査の適切な臨床応用の施行については，実施に伴って起きることが予想される様々な問題に適切に対応する必要があり，遺伝学的検査に関するガイドラインの策定が強く求められてきた。すでに，これまで日本人類遺伝学会からは「遺伝カウンセリング，出生前診断に関するガイドライン（1995）」[8)]，「遺伝性疾患の遺伝子診断に関するガイドライン（1995）」[9)]，「遺伝学的検査に関するガイドライン（2001）」[10)]が提案され，家族性腫瘍研究会からは「家族性腫瘍における遺伝子診断の研究とこれを応用した診療に関するガイドライン（2000）」[11)]が提案されてきた。さらに2001年には，それらに示された諸原則を包括する形で遺伝医学関連8学会（日本遺伝カウンセリング学会，日本遺伝子診療学会，日本産科婦人科学会，日本小児遺伝学会，日本人類遺伝学会，日本先天異常学会，日本先天代謝異常学会，家族性腫瘍研究会）が「遺伝学的検査に関するガイドライン（案）」（2001）を発表した。また関連して，遺伝子検査受託に関しては社団法人日本衛生検査所協会が「ヒト遺伝子検査受託に関する倫理指針」（2001）[12)]を作成しており，日本医師会では第Ⅶ次生命倫理懇談会の報告として「遺伝子医学と地域医療」[13)]を発表している。
　今回，遺伝医学関連学会は，これら学会・団体からのガイドラインをさらに充実させ，わが国の将来の健全な遺伝医療の確立をめざし，改めて診療行為として位置づけられる遺伝学的検査に関するガイドラインを提案することとなった。われわれは，最新の遺伝医学的知見の収集について常に研鑽を重ね，遺伝医療において遺伝学的検査が考慮される際に起こりうる倫理的・法的・社会的問題に対して最大の関心を払いつつ，遺伝学的検査が人類の健康と福祉に貢献することを願うものである。遺伝医学関連学会の会員はこのガイドラインを遵守しつつ，遺伝学的検査を臨床の場で実施しなければならない。また，遺伝医学関連学会の会員以外の医学研究機関，医療機関，臨床検査会社，遺伝子解析施設，遺伝子解析の仲介会社，健康関連企業，マスメディアなどにも，このガイドラインを通じて遺伝学的検査のもつ意味を理解し，本ガイドラインの精神とここに示された諸原則を尊重するように呼びかけたい。

なお，本ガイドラインは，今後の遺伝医学および遺伝学的検査技術の発展を勘案しながら，必要に応じて随時改定する所存である。

遺伝学的検査に関するガイドライン

Ｉ．本ガイドラインの対象

このガイドラインが適用される遺伝学的検査（染色体検査・遺伝生化学的検査・DNA 検査）は，ヒト生殖細胞系列[+2]における遺伝子変異もしくは染色体異常に関する検査，あるいはそれらに関連する検査であり，確定診断のための検査，保因者検査，発症前検査，易罹患性検査（いわゆる体質診断を含む），薬理遺伝学的検査，出生前検査，先天代謝異常症等に関する新生児スクリーニングなどを含む。但し，癌などの体細胞に限局し次世代に受け継がれることのない遺伝子変異・遺伝子発現・染色体異常の解析[+2]，細菌・ウイルスなどの病原体の核酸検査，および親子鑑定などの法医学的 DNA 検査は対象としない。

II．遺伝学的検査の実施

1. 遺伝学的検査は臨床的および遺伝医学的に有用と考えられる場合に考慮され，総合的な臨床遺伝医療[+3]の中で行われるべきである。
   (1) 遺伝学的検査を行う医療機関においては，遺伝カウンセリングを含めた総合的な臨床遺伝医療を行う体制が用意されていなければならない。
   (2) 遺伝学的検査を行う場合には，その検査がもつ分析的妥当性，臨床的妥当性，臨床的有用性[+4]が十分なレベルにあることが確認されていなければならない。
   (3) 遺伝学的検査を担当する施設は常に新しい遺伝医学的情報を得て，診断精度の向上を図らなければならない。
   (4) 遺伝学的検査は試料採取の容易さのため，採血などの医療行為を伴わずに技術的に可能である場合がある。このような場合であっても，遺伝学的検査は，しかるべき医療機関を通さずに行うことがあってはならない。

2. 遺伝学的検査及びそれに関連する遺伝カウンセリングなどの遺伝医療に関与する者は，検査を受ける人（以下，「被検者」という），血縁者及びその家族の人権を尊重しなければならず，また，被検者及び血縁者が特定の核型（染色体構成），遺伝子型，ハプロタイプおよび表現型を保有するが故に不当な差別（遺伝的差別）を受けることがないように，また，必要に応じて適切な医療及び臨床心理的，社会的支援を受けることができるように努めるべきである。

3. 遺伝学的検査を実施する場合には，事前に担当医師が被検者から当該遺伝学的検査に関するインフォームド・コンセントを得なければならない。
   (1) インフォームド・コンセントを得るための説明に際しては，検査の目的，方法，予想される検査結果，内容（想定される被検者の利益・不利益を含む），精度（特に不可避な診断限界），被検者のとり得る選択肢，実施にあたっての医療上の危険性などについての正確な情報を，遺漏なく，かつ被検者が十分に理解できるよう，わかりやすく説明しなければならない。説明は口頭に加えて，文書を用いて行わなければならない。
   (2) 遺伝学的検査を受けるか否かは，それを受ける者の自由意思に基づいて決定されなければならない。担当医師は，説明に当たって，被検者は検査を受けないという選択が可能であること，検査を受けても，途中で中止を申し出ることができること，検査後その情報開示を拒否することもできること，検査を受けないか又は中止を申し出ても，それによる不利益を被ることはないことを説明しなければならない。但し，その場合には遺伝学的検査の結果が得られないことによる医療上の不利益があり得ることについても正確に伝えられなければならない。医療者は

被検者の決定を尊重し，それに沿って最善の医療が受けられるよう努力しなければならない。
   (3) 未成年者など，自由意思に基づいて決定を行うことが困難な場合には，本人に代わって検査の実施を承諾することのできる地位にある者の代諾を得なければならない。この場合，できる限り被検者本人の理解を得るために努力し，代諾の必要性についての判断は慎重になされるべきである。代諾は，親権者，後見人，成年後見人などの代諾者により行われ，代諾者は被検者の将来にわたる利益を最大限に保護するよう努めなければならない。
   (4) インフォームド・コンセントを得る際の説明にあたって，遺伝についての基礎的事項を説明する中で，遺伝学的情報が血縁者間で一部共有されていることに言及し，得られた個人の遺伝学的情報が血縁者のために有用である可能性があるときは，積極的に血縁者への開示を行うべきであることについて，被検者の理解を得るよう，担当医師は努力しなければならない。

4. 遺伝学的検査は次の場合には行わないこともあり得る。
   (1) 被検者が遺伝学的検査の実施を要求しても，担当医師が，倫理的，社会的規範に照らして検査が妥当でないと判断した場合，もしくは自己の確固たる信条として検査の実施に同意できない場合は，その理由をよく説明した上で，検査の施行を拒否することができる。但し，自己の信条を理由として検査を行わない場合には，他の医療機関を紹介することが考慮されなければならない。
   (2) 治療法または予防法が確立されていない成人期以後に発症する遺伝性疾患について，小児期に遺伝学的検査を行うことは，基本的に避けるべきである。
   (3) 将来の自由意思の保護という観点から，未成年者に対する遺伝学的検査は，検査結果により直ちに治療・予防措置が可能な場合や緊急を要する場合を除き，本人が成人に達するまで保留するべきである。

5. 検査のために得られた試料（以下，試料という）は原則として当該検査の目的以外の目的に使用してはならない。
   (1) 将来において試料を被検者およびその家族の利益のため，別の遺伝学的検査に用いることが予想される場合には，その時点で予想される遺伝学的検査の内容，試料の保存方法を明確にした上で，あらかじめ試料の保管についてのインフォームド・コンセントを得なければならない。
   (2) 保存された試料を新たな遺伝学的検査に用いる場合は，その検査に対するインフォームド・コンセントを新たに得なければならない。
   (3) 検査のために得られた試料を研究目的に使用する場合には「ヒトゲノム・遺伝子解析研究に関する倫理指針」（文部科学省，厚生労働省，経済産業省）[7] を遵守しなければならない。

6. 遺伝学的検査のための試料は厳格に保管し，また個人識別情報及び検査結果としての個人遺伝学的情報はその機密性を保護しなければならない。
   (1) 一般医療情報と，特定の個人に連結された遺伝学的情報とは，原則として区別して保管されるべきである。
   (2) 個人識別情報及び個人の遺伝学的情報は守秘義務の対象であり，担当医師，遺伝カウンセリング担当者及び医療機関の責任者は，それらが第三者に漏洩されることのないよう厳格に保護，管理しなければならない。
   (3) 遺伝学的検査の一部を他の検査機関・施設に委託するときには，試料を事前に匿名化し，個人識別情報を秘匿しなければならない[7,10,12]。

7. 遺伝学的検査を担当する医療機関及び検査施設は，一般市民に対し，正しい理解が得られるような適切な情報を提供する必要がある。臨床的有用性が確立していない遺伝学的検査は行うべきではな

い。また遺伝学的検査を行うことを宣伝広告するべきではない[4)12)]。

III. 遺伝学的検査の結果の開示
1. 被検者は，検査の結果を「知る権利」及び「知らないでいる権利」を有し，いずれの権利も尊重されなければならない。

2. 検査結果を開示するにあたっては，開示を希望するか否かについて被検者の意思を尊重しなければならない。得られた個人に関する遺伝学的情報は守秘義務の対象になり，被検者本人の承諾がない限り，基本的に血縁者を含む第三者に開示することは許されない。また仮に被検者の承諾があった場合でも，雇用者，保険会社，学校から検査結果にアクセスするようなことがあってはならない。

3. 検査結果の開示にあたっては，担当医師は被検者が理解できる平易な言葉で説明しなければならない。検査が不成功であった場合にはその旨を，また診断が確定しない場合には判明した結果と診断不可能である旨を被検者に伝えなければならない。

4. 遺伝学的検査に従事する者は，検査の結果が何らかの差別に利用されることのないように，常に慎重かつ特別な配慮を払わなければならない。

5. 担当医師は，検査結果の開示と説明に際して，被検者単独であるよりも被検者が信頼する人物の同席が望ましいと判断する場合には，これを勧めるべきである。

6. 検査結果は，被検者の同意を得て，血縁者に開示することができる。被検者の同意が得られない場合，以下の条件をすべて満たす場合に限り，被検者の検査結果を血縁者に開示することが可能である[+5]。但し，被検者の同意が得られない場合の開示の可否は，担当医師の判断のみによるのではなく，所轄の倫理委員会などの判断に委ねるべきである。
    (1) 被検者の診断結果が血縁者における重大な疾患の発症予防や治療に役立つ情報として利用できること
    (2) 開示することにより，その血縁者が被る重大な不利益を防止できると判断されること
    (3) 繰り返し被検者に説明しても，血縁者への開示に同意が得られないこと
    (4) 被検者の検査結果について，被検者の血縁者から開示の要望があること
    (5) 血縁者に開示しても，被検者が不当な差別を受けないと判断されること
    (6) 開示は，その疾患に限り，かつ血縁者の診断，予防，治療を目的とすること

IV. 遺伝学的検査と遺伝カウンセリング
1. 遺伝学的検査は，十分な遺伝カウンセリングを行った後に実施する。

2. 遺伝カウンセリングは，十分な遺伝医学的知識・経験をもち，遺伝カウンセリングに習熟した臨床遺伝専門医[+6]などにより被検者の心理状態をつねに把握しながら行われるべきである。遺伝カウンセリング担当者は，必要に応じて，精神科医，臨床心理専門職，遺伝看護師，ソーシャルワーカーなどの協力を求め，チームで行うことが望ましい。

3. 遺伝カウンセリング担当者はできる限り，正確で最新の関連情報を被検者に提供するように努めなければならない。これには疾患の頻度，自然歴，再発率(遺伝的予後)，さらに保因者検査，出生前検査，発症前検査，易罹患性検査などの遺伝学的検査の意味についての情報が含まれる。遺伝カウンセリング担当者は，遺伝性疾患が，同一疾患であっても，その遺伝子変異，臨床像，予後，治療効果などにおいて異質性に富むことが多いことについて，十分留意しなければならない。

4. 遺伝カウンセリング担当者は被検者が理解できる平易な言葉を用い，被検者が十分理解していることをつねに確認しながら遺伝カウンセリングを進めるべきである．被検者の依頼がある場合，又はその必要があると判断される場合は，被検者以外の人物の同席を考慮する．

5. 遺伝カウンセリングの内容は，一般診療録とは別の遺伝カウンセリング記録簿に記載し，一定期間保存する．

6. 被検者が望んだ場合，被検者が自由意思で決定できるように，遺伝カウンセリングは継続して行われなければならない．また必要に応じて，臨床心理的，社会的支援を含めた，医療・福祉面での対応について，情報が与えられるべきである．

7. 遺伝学的診断結果が，担当医師によって，被検者の血縁者にも開示されるような場合には（例えば前節Ⅲ-6），臨床遺伝専門医の紹介など，その血縁者が遺伝カウンセリングを受けられるように配慮する．

8. 遺伝カウンセリングは，遺伝学的検査の実施後も，必要に応じて行われるべきである．

V. 目的に応じた遺伝学的検査における留意点

1. 発症者を対象とする遺伝学的検査
    (1) 遺伝学的検査は，発症者の確定診断を目的として行われることがある．
    (2) 発症者の確定診断の目的で行われる遺伝学的検査の場合も，結果的にその情報が，血縁者に影響を与える可能性があることについて，検査前に十分説明し，理解を得ておかなければならない．
    (3) 血縁者の発症前診断，易罹患性診断，保因者診断などを行うための情報を得ることを第一の目的として，既に臨床診断が確定している患者に対して，疾患の原因となっている遺伝子変異などを解析することがある．この場合は，得られた情報が適切に血縁者に開示されるか，あるいは利用されることによってはじめて意味のある遺伝学的検査となること，疾患の原因となる遺伝子変異が見出されなくても，本人の臨床診断に影響しないことを，検査の前に被検者に十分説明し，理解を得ておかなければならない．

2. 保因者[+7]の判定を目的とする遺伝学的検査
    (1) 遺伝学的検査は，家系内に常染色体劣性遺伝病やX連鎖劣性遺伝病，染色体不均衡型構造異常の患者がいる場合，当事者が保因者であるかどうかを明らかにし，将来，子孫が同じ遺伝病に罹患する可能性を予測するための保因者検査として行われることがある．
    (2) 保因者検査を行うにあたっては，被検者に対して，その検査が直接本人の健康管理に役立つ情報を得る目的のものではなく，将来の生殖行動に役立つ可能性のある情報を得るために行われるものであることを十分に説明し，理解を得なければならない．
    (3) 将来の自由意思の保護という観点から，小児に対する保因者診断は基本的に行われるべきではない．
    (4) 保因者検査を行う場合には，担当医師及び関係者は，診断の結果明らかになる遺伝的特徴に基づいて，被検者及びその血縁者並びに家族が差別を受ける可能性について十分に配慮しなければならない．

3. 発症予測を目的とする遺伝学的検査 [14)-16)]
    (1) 発症を予測する遺伝学的検査には，単一遺伝子の変異でほぼ完全に発症を予測することのでき

る発症前検査と，多因子疾患の罹患性の程度もしくは罹病リスクを予測する易罹患性検査がある。
(2) 発症予測を目的とする遺伝学的検査の対象者は，一般に健常者であるため，厳格なプライバシーの保護及び適切な心理的援助が措置されなければならない。特に就学，雇用及び昇進，並びに保険加入などに際して，差別を受けることのないように，配慮しなければならない。

A. 発症前検査
1) 有効な治療法及び予防法の確立されていない疾患の発症前検査においては，以下のすべての要件が満たされない限り，行ってはならない。
 (a) 被検者は判断能力のある成人であり，被検者が自発的に発症前検査を希望していること。
 (b) 同一家系内の罹患者の遺伝子変異が判明しているなど，遺伝学的検査によって確実に診断できること。
 (c) 被検者は当該疾患の遺伝形式，臨床的特徴，遺伝学的検査法の詳細についてよく理解しており，検査の結果が陽性であった場合の将来設計について熟慮していること。
 (d) 遺伝学的検査後及び結果が陽性であった場合には発症後においても，臨床心理的，社会的支援を含むケア及び治療を行う医療機関が利用できること。
2) 有効な治療法及び予防法が確立されていない疾患の発症前検査は，前項の要件がすべて満たされている場合に限り，かつ当該疾患の専門医，臨床遺伝専門医，精神医学専門医などを含む複数の医師により，可能な限り，臨床心理専門職，看護師，ソーシャルワーカーなどの協力を得て，複数回の遺伝カウンセリングを行った上で，検査の実施の可否を慎重に決定する。

B. 易罹患性検査
1) 多因子疾患などに関する易罹患性検査を行う場合には，検査の感度，特異度，陽性・陰性結果の正診率などが十分なレベルにあることを確認しなければならない。
2) 易罹患性検査に際しては，担当医師は，遺伝子（DNA）変異が同定されても，その発症は疾患により一様ではなく，浸透率や罹患性に対する効果（寄与率）などに依存すること，また，検査目標とする遺伝子に変異が見出されない場合であっても発症する可能性が否定できないことなどについて，被検者に十分に説明し，理解を求めなければならない。（II-1-(2)を参照）[+8]

C. 家族性腫瘍に関する検査
1) 易罹患性検査のうち，家族性腫瘍に関する検査に関しては，関連遺伝子の多様性に配慮した，慎重な対応がなされなければならない。
2) 家族性腫瘍の易罹患性検査に関しては，本ガイドラインに加えて，家族性腫瘍研究会の「家族性腫瘍における遺伝子診断の研究とこれを応用した診療に関するガイドライン」[11]に準拠する。
3) 家族性腫瘍の易罹患性検査を行うにあたっては，検査の感度，特異度，陽性・陰性結果の正診率などが十分なレベルにあることが確認されていなければならない。（II-1-(2)を参照）

4. 薬物に対する反応性の個体差を判定することを目的とする遺伝学的検査[+9]
 薬物代謝酵素の遺伝子多型検査による薬剤感受性診断は，直接治療に役立て得る情報であり，有用性が高いと考えられるが，この情報が遺伝的差別などに誤用されることのないよう，他の目的の遺伝学的検査と同様の注意が必要である。

5. 出生前検査と出生前診断
(1) 妊娠前半期に行なわれる出生前検査及び診断には，羊水，絨毛，その他の胎児試料などを用いた細胞遺伝学的，遺伝生化学的，分子遺伝学的，細胞・病理学的方法，及び超音波検査などを用いた物理学的方法などがある。

(2) 出生前検査及び診断として遺伝学的検査及び診断を行うにあたっては，倫理的及び社会的問題を包含していることに留意しなければならず，とくに以下の点に注意して実施しなければならない。
  (a) 胎児が罹患児である可能性（リスク），検査法の診断限界，母体・胎児に対する危険性，副作用などについて検査前によく説明し，十分な遺伝カウンセリングを行うこと。
  (b) 検査の実施は，十分な基礎的研修を行い，安全かつ確実な検査技術を習得した産婦人科医により，またはその指導のもとに行われること。
(3) 絨毛採取，羊水穿刺など，侵襲的な出生前検査・診断は下記のような場合の妊娠について，夫婦からの希望[+10]があり，検査の意義について十分な理解が得られた場合に行う。
  (a) 夫婦のいずれかが，染色体異常の保因者である場合
  (b) 染色体異常症に罹患した児を妊娠，分娩した既往を有する場合
  (c) 高齢妊娠の場合
  (d) 妊婦が新生児期もしくは小児期に発症する重篤なX連鎖遺伝病のヘテロ接合体の場合
  (e) 夫婦のいずれもが，新生児期もしくは小児期に発症する重篤な常染色体劣性遺伝病のヘテロ接合体の場合
  (f) 夫婦のいずれかが，新生児期もしくは小児期に発症する重篤な常染色体優性遺伝病のヘテロ接合体の場合
  (g) その他，胎児が重篤な疾患に罹患する可能性のある場合
(4) 重篤なX連鎖遺伝病のために検査が行われる場合を除き，胎児の性別を告げてはならない。
(5) 出生前診断技術の精度管理については，常にその向上に務めなければならない。
(6) 母体血清マーカー検査の取り扱いに関しては，厚生科学審議会先端医療技術評価部会出生前診断に関する専門委員会による「母体血清マーカー検査に関する見解」[17]，日本人類遺伝学会倫理審議委員会による「母体血清マーカー検査に関する見解」[18]，及び日本産科婦人科学会周産期委員会による報告「母体血清マーカー検査に関する見解について」[19]を十分に尊重して施行する。
(7) 着床前検査及び診断は，極めて高度な知識・技術を要する未だ研究段階にある遺伝学的検査を用いた医療技術であり，倫理的側面からもより慎重に取り扱わなければならない。実施に際しては，日本産科婦人科学会告示「着床前診断に関する見解」に準拠する[20)21)]。

6. 新生児マススクリーニング検査
(1) 新生児マススクリーニング検査は，新生児の先天性疾患を早期に診断し，早期治療により，発病率，死亡率を低下させることを目的として行う。
(2) 新生児が，もしこの検査を受ける機会を失えば，発病，死亡などの不利益を被る可能性があることから，担当医師は，この検査の意義について両親に積極的に説明し，検査実施についての同意（代諾）を得たうえで，この検査を実施することが望ましい。担当医師は新生児マススクリーニング検査が遺伝学的情報を扱う検査であることを十分に認識し，スクリーニングによって発見・診断された新生児の両親に対する適切な遺伝カウンセリングを考慮しなければならない。

おわりに

　遺伝医学関連学会はこの「遺伝学的検査に関するガイドライン」を制定したが，このガイドラインの遵守を期待できる範囲は，基本的には，遺伝医学関連学会の会員内にとどまる。このガイドラインに反して，非倫理的，非社会的，または不適切と考えられる遺伝学的検査が行われても，それが会員以外の者による遺伝学的検査であれば，このガイドラインのみではそうした行為を規制し，防止することはできない。したがって，今後は，日本遺伝子診療学会が要望したように[22]，また他国でも指摘されているように，遺伝学的検査そのものの公的機関による評価体制，監視体制を整える必要がある[23]。特に，遺伝学的検査の分析的妥当性，臨床的妥当性，臨床的有用性が十分なレベルにあることを確認するため

の公的審査機関の設置，および常に新しい情報の提供と診断精度の向上を図るため，検査後の追跡調査を含め，公的機関による精度管理の実施などが必要である．このことにより，被検者は遺伝学的検査から医学的恩恵を得ることができる一方で，不必要な，また無意味な遺伝学的検査をできるだけ排除することが可能になる．もとより遺伝学的情報の守秘義務の堅持も重要な課題であり，これに対する十分な認識と対応が不可欠である．こうした配慮の下で遺伝学的検査が実施されなければ，必要な遺伝学的検査であっても，例えば遺伝的差別を怖れて検査を受けない人が出てくる可能性もある．このガイドラインを基礎にして，わが国が，法整備も含めて，人権の保護のうえに，より実効的な遺伝学的検査体制が確立されることを望む．

提 言

(1) 遺伝学的検査の分析的妥当性，臨床的妥当性，臨床的有用性が十分なレベルにあることを確認するため，公的審査機関の設置が必要である．

(2) 遺伝学的検査を担当する施設は，常に新しい情報を得て，診断精度の向上を図るため，検査後の追跡調査をふくめ，公的機関などによる一定の（精度）管理の下に置かれるべきである．

(3) 遺伝カウンセリングを含めた総合的な臨床遺伝医療の充実のためには，臨床遺伝専門医や遺伝カウンセラーの養成が不可欠であり，制度の確立・教育の充実が必要である．

(4) さらにゲノム研究など先端医学研究の臨床応用とその成果を国民に還元するための基盤整備の一環として遺伝医療体制の充実の重要性を再認識し，財政的措置を含む科学技術・保健医療政策が推進されるべきである．

◆ 参考資料 ◆

1) 「遺伝医学の倫理的諸問題および遺伝サービスの提供に関するガイドライン」WHO, 1995. (松田一郎監修, 福嶋義光編集, 日本語訳：小児病院臨床遺伝懇話会有志)
2) 「遺伝医学と遺伝サービスにおける倫理的諸問題に関して提案された国際的ガイドライン」WHO, 1998. (松田一郎監修, 福嶋義光編集, 日本語訳：松田一郎, 友枝かえで)
3) 「遺伝医学における倫理的諸問題の再検討」(WHO/HGN/ETH/00.4) 2002. (松田一郎監修, 福嶋義光編集, 日本語訳：日本人類遺伝学会会員有志)
4) 「企業・医療施設による遺伝子検査に関する見解」日本人類遺伝学会, 日本臨床遺伝学会, 日本遺伝子診療学会, 日本小児遺伝学会, 日本先天代謝異常学会, 家族性腫瘍研究会, 2000.
5) 「遺伝子解析研究に付随する倫理問題等に対応するための指針」厚生科学審議会・先端医療技術評価部会, 2000.
6) 「ヒトゲノム研究に関する基本原則」科学技術会議生命倫理委員会・ヒトゲノム研究小委員会, 2000.
7) 「ヒトゲノム・遺伝子解析研究に関する倫理指針」文部科学省・厚生労働省・経済産業省, 2001. 〈http://www.mext.go.jp/a_menu/shinkou/seimei/genomeshishin/index.htm〉
8) 「遺伝カウンセリング・出生前診断に関するガイドライン」日本人類遺伝学会, Jpn J Hum Genet 40 (1), 1995.
9) 「遺伝性疾患の遺伝子診断に関するガイドライン」日本人類遺伝学会, Jpn J Hum Genet 40 (4), 1995. J Hum Genet 45 (2), 2001.
10) 「遺伝学的検査に関するガイドライン」日本人類遺伝学会. J Hum Genet 45 (2), 2001.
11) 「家族性腫瘍における遺伝子診断の研究とこれを応用した診療に関するガイドライン」家族性腫瘍研究会, 2000. 〈http://www.k3.dion.ne.jp/jsft/guid.htm〉
12) 「ヒト遺伝子検査受託に関する倫理指針」社団法人日本衛生検査所協会, 2001. 〈http://www.jrcla.or.jp/info/info/dna.pdf〉
13) 「遺伝子医学と地域医療」についての報告, 日本医師会, 第Ⅶ次生命倫理懇談会, 2001. 〈http://www.jshg.jp/pdf/jma.pdf〉
14) "Promoting Safe and Effective Genetic Testing in the United States - Final Report of Task Force on Genetic Testing", Holtzman NA, Watson MS eds. Johns Hopkins Univ Press, 1998. (要旨の日本語訳は日本人類遺伝学会のホームページ〈http://www.jshg.jp/〉に収録)
15) "Secretary's Advisory Committee on Genetic Testing: Enhancing the Oversight of Genetic Tests: Recommendations of the SACGT", April 19, 2000. 〈http://www4.od.nih.gov/oba/sacgt.htm〉(日本語訳は日本人類遺伝学会ホームページ〈http://www.jshg.jp/〉に掲載)
16) "Guidelines for the Molecular Genetics Predictive Test in Huntington's Disease", World Federation of Neurology/Inter-national Huntington Association. Neurology 44, 1533-1536, 1994.
17) 「母体血清マーカー検査に関する見解」厚生科学審議会先端医療技術評価部会・出生前診断に関する専門委員会, 1999. 〈http://www1.mhlw.go.jp/houdou/1107/h0721-1_18.html〉
18) 「母体血清マーカー検査に関する見解」日本人類遺伝学会倫理審議委員会, J Hum Genet, 1998.
19) 「母体血清マーカー検査に関する見解について」寺尾俊彦・周産期委員会報告, 日本産科婦人科学会雑誌 51, 823-826, 1999.
20) 「ヒトの体外受精・胚移植の臨床応用の範囲」についての見解, 日本産科婦人科学会, 1998.
21) 「着床前診断」に関する見解, 日本産科婦人科学会, 1998.
22) 「遺伝子検査の妥当性と有用性に関する評価機関の早期設置を要望する緊急アピール」, 日本遺伝子診療学会, 2002.
23) Editorial : Getting a Grip on Genetic Testing, Nature Medicine 9, 147, 2003.

✜ 注釈 ✜

1. 研究については3省（文部科学省，厚生労働省，経済産業省）の「ヒトゲノム・遺伝子解析研究に関する倫理指針」，検査受託に関しては社団法人日本衛生検査所協会の「ヒト遺伝子検査受託に関する倫理指針」があるが，フィットネスクラブなどと提携し，肥満になりやすいかどうかの体質診断と称して遺伝子解析を請け負うベンチャー企業の活動を規制する枠組みは今のところない。今後，国として遺伝学的検査に関して何らかの方針を立てることを強く要望するものである。
2. 遺伝子変異には生殖細胞系列遺伝子変異と体細胞遺伝子変異がある。前者は個体を形成するすべての細胞に共通して存在し，遺伝学的情報として子孫に伝えられうる変異であり，末梢血液，皮膚線維芽細胞などを用いて検査することが可能である。後者は受精後もしくは出生後に体細胞において後天的に獲得される遺伝子変異であり，主として悪性腫瘍などにみられる変異である。この場合は直接，その腫瘍化した細胞もしくは組織を用いて検査することが必要である。
3. 総合的な臨床遺伝医療とは医師による情報提供だけではなく，できるだけ専門の異なる複数の医師，さらには医師以外のコメディカルのメンバーを含めたチーム医療として対応することを意味している。多くの遺伝性疾患についてはまだ適切な治療法が開発されていない状況にあるので，臨床遺伝医療は，場合によっては，フォローアップを含む一生にわたる支援体制に基づくケアとして位置づけられなければならないことにも留意すべきである。
4. 分析的妥当性とは検査法が確立しており，再現性の高い結果が得られるなど精度管理が適切に行われていることである。臨床的妥当性とは検査結果の意味づけが十分になされていること，すなわち，感度，特異度，陽性的中率などのデータがそろっていることである。臨床的有用性とは検査の対象となっている疾患の診断がつけられることにより，今後の見通しについての情報が得られたり，適切な予防法や治療法に結びつけることができるなど臨床上のメリットがあることである。
5. 仮に血縁者の被害防止に直接役立つ情報であっても本人の承諾がなければ情報を開示することは許容されないとする少数意見があった。
6. 現在，わが国には，日本人類遺伝学会と日本遺伝カウンセリング学会が共同で「臨床遺伝専門医」を認定する「臨床遺伝専門医制度」がある。また，医師のみならず，看護師，心理職などコメディカルスタッフも含めた遺伝医療従事者の養成に力を注ぎ，利用者の依頼に応じていく必要がある。
7. ここでいう保因者とは遺伝子変異あるいは染色体構造異常を有しているものの，現在および将来にわたって発症しない者をいう。常染色体劣性遺伝病やX連鎖劣性遺伝病，染色体均衡型構造異常，および浸透率の低い常染色体優性遺伝病ではこのような状態が起こりうる。遅発性の常染色体優性遺伝病で遺伝子変異は有しているものの，まだ発症に至らない者については，ここでは未発症者という表現を用いる。
8. 肥満へのなりやすさや飲酒に対する影響などを調べるいわゆる体質診断とよばれるものも，多因子疾患の易罹患性検査と位置づけて対応すべきである。ただし，こうした検査については，検査の感度，特異度，陽性・陰性結果の正診率などについて説得力のある結果が出ていないのが現状である。また，それらが検証された後でも，この検査は医療行為として行われるべきであり，例えばフィットネスクラブなど医療機関以外で行われることがあってはならない。
9. 薬剤の効果や副作用に個人差があることはよく知られている。最近，いくつかの薬物代謝酵素の遺伝子多型がこの個人差に関係していることが明らかにされてきた。薬剤を投与する前に遺伝学的検査を行い，個々人の薬剤の有効性や副作用について予知できるようになれば，患者に対して大きな便益が期待できる。したがって，今後そうした遺伝学的検査の必要性が高まることが予想される。
10. 夫婦の希望が最終的に一致しない場合は，妊婦の希望が優先されるという意見がある。

❖ **遺伝学的検査に関連する用語の解説** ❖

易罹患性検査（疾患感受性検査，素因検査，体質検査）
　易罹患性検査とは，単一遺伝子病に比べて浸透率あるいは個々の遺伝子の表現型に及ぼす効果がそれほど高くない疾患（癌，心臓病，糖尿病など）についての予測的遺伝学的検査を指す。易罹患性検査は確率的なので，結果が陽性でも罹患するとは限らないし，陰性でも罹患しないとは言い切れない。臨床応用には，この検査の感度，特異度，陽性の的中率，陰性の的中率などが問題になる。

遺伝カウンセリング
　遺伝カウンセリングとは，遺伝性疾患の患者・家族またはその可能性のある人（クライエント）に対して，生活設計上の選択を自らの意思で決定し行動できるよう臨床遺伝学的診断を行い，遺伝医学的判断に基づき遺伝予後などの適切な情報を提供し，支援する医療行為である。遺伝カウンセリングにおいては，クライエントと遺伝カウンセリング担当者との良好な信頼関係に基づき，様々なコミュニケーションが行われ，この過程で心理的精神的援助がなされる。遺伝カウンセリングは決して一方的な遺伝医学的情報提供だけではないことに留意すべきである。

遺伝学的検査
　遺伝学的検査（genetic testing）とは，遺伝性疾患を診断する目的で，ヒトのDNA，RNA，染色体，タンパク質（ペプチド），代謝産物を解析もしくは測定することである。この目的には確定診断のための検査，保因者検査，発症前検査，易罹患性検査，薬理遺伝学的検査，出生前検査，新生児スクリーニングなどが含まれる。通常，純粋に研究目的で行われるヒトゲノム・遺伝子解析や生化学的解析，細胞病理学的解析，および法医学的検査は含まない。

遺伝学的情報
　遺伝学的情報とは，遺伝学的検査により，DNA，RNA，染色体，タンパク質（ペプチド），代謝産物などから直接得られる医療情報の他，家族歴などからそれらの存在を推定しうる家系情報も含まれる。

遺伝サービス
　遺伝サービスとは，遺伝医学および遺伝性疾患に関係した健康サービスを意味する。これには遺伝学的情報や遺伝学的検査，遺伝学教育，遺伝カウンセリングへのアクセス，患者支援団体への紹介などが含まれる。

遺伝子
　DNA（デオキシリボ核酸）分子中の主にタンパク質の合成に関与する機能単位。DNAはアデニン（A），シトシン（C），グアニン（G），チミン（T）の4塩基が一定の配列で並ぶ。DNA各鎖のAとT，GとCが水素結合し安定した二重らせん構造をとっている。ヒトの場合，塩基数は32億で，このうち約5％がRNAに転写され，タンパク質の合成に関与する。これが（構造）遺伝子であり，その数は約3万個と推定されている。

遺伝子治療
　遺伝子治療とは，ベクター（運び屋）に組み込んで，もしくはそのまま外来遺伝子を生体に導入し，目標とする細胞または組織で意図したタンパク質を合成させて，治療目的を達成する手技のことをいい，現在は遺伝病よりむしろ癌の治療に応用されている。

遺伝子多型

ある遺伝子座において，塩基配列の異なるアレル（対立遺伝子）が複数存在し，それが集団中で1％以上の頻度で存在するとき，多型と定義される。普通，その遺伝子多型が直接遺伝病の原因と結びつくことはない。したがって，頻度が1％以下で単一遺伝子病の原因となるような変異は多型には含めないが，1塩基置換による遺伝子多型（single nucleotide polymorphisms : SNPs）が多因子病の発症リスクと関連することがあり，現在，多因子疾患の病態解明のために遺伝子多型解析研究が進められている。

遺伝子変異

遺伝子内に塩基の変化，塩基置換（他の塩基と置き換わる），欠失（塩基が抜け落ちる），挿入（他の塩基が入り込む）など様々な変異が起き，その結果，表現型に異常をきたすことがある。変異によってアミノ酸の置換を伴うようなミスセンス変異や，ポリペプチドが合成されなくなるようなナンセンス変異などがある。遺伝子変異は，狭義では疾患に直接関係する病的なものを指すが，広義では遺伝子多型も含めることがある。そのため，本ガイドラインでは遺伝子多型を特に「DNA 変異」とも記述した。

遺伝性疾患

遺伝性疾患（genetic disease）は単一遺伝子病（メンデル遺伝病），染色体異常，多因子（遺伝）疾患の3群に分類するのが一般的である。病因となる遺伝子変異や染色体異常が親から子に垂直伝達される疾患群（inherited disease）だけではなく，親に遺伝子変異がなくても配偶子形成期に遺伝子変異が生じ，遺伝子変異をもつ配偶子が受精し遺伝性疾患の個体が発生する場合もある。後者の場合，遺伝子変異は親から子に垂直伝達されてはいないが遺伝性疾患である。家族性疾患という表現もあるが，これは必ずしも遺伝性を意味しない。遺伝性疾患のこともあるが，感染，催奇形因子などの外的要因が関与する場合もある。

遺伝的差別

個人またはその家族のゲノムや遺伝子が，実際にまたは予測的に正常ゲノムや遺伝子とは異なっているという理由だけで差別を受けることと定義されている。変異遺伝子により顕在化した障害をもつために受ける差別は障害者差別であり，遺伝的差別とは異なる。

核型（カリオタイプ）

個体もしくは細胞中の染色体構成のこと。例えば，正常女性の核型は 46,XX で，ダウン症候群男性は 47,XY,+21 と表記される。核型表記の国際命名法（ISCN95）がある。

逆選択

保険を掛ける人が，保険業者に自己のハンチントン病などの遺伝病の発症リスクが高いなどの遺伝学的情報を開示せずに高額の生命保険に加入した場合，保険数理的に公平性を崩す可能性が生ずる。これを逆選択と呼ぶ（進化に関する遺伝学的用語である reverse selection も逆選択と訳されるが，全く関係がない事柄なので注意が必要）。

出生前検査（診断）

遺伝学的出生前検査（診断）とは，絨毛，羊水，羊水細胞などを用いて胎児の遺伝学的または先天的障害の有無を知る目的で行われる染色体検査，生化学的検査，細胞学的検査などである。絨毛は妊娠10〜11週に，羊水・羊水細胞は妊娠15〜17週に採取するのが一般的である。他に胎児血や胎児組織などを採取して検査する場合もある。

浸透率
　浸透率とは変異遺伝子を有している者のうち，その変異遺伝子が関与する疾患を発症している者の割合をいう．出生時にすでに発現する疾患での浸透率と，遅発性に発症する疾患での年齢依存性浸透率とがある．後者の場合の浸透率は生涯リスク（ライフタイム・リスク）と同義語になる．

生殖細胞系列
　受精卵細胞の遺伝子型・核型を保持している受精卵由来の系列の細胞群．遺伝子型や核型が変化した癌細胞などは含まない．

生命倫理
　「学際的環境における様々な倫理学的方法論を用いながら進める生命科学とヘルスケア（道徳的展望，意思決定，行為，政策を含む）の道徳的な諸次元に関する体系的研究（ジョージタウン大学編集：生命倫理百科事典）」と定義され，個人の尊厳，自律の尊重，仁恵，被害防止，正義（公正）の原則が含まれる．

着床前診断
　着床前診断とは，体外受精が成功し，卵割が進んだ3日後の胚から1ないし2個の細胞を採取し，染色体検査，または遺伝子解析を行う手技で，この方法で目的とする受精卵を選出し，それを母体子宮内に戻して，着床（妊娠）させる．

発症前検査
　ある特定の遺伝病，例えばハンチントン病のような遅発性の常染色体優性遺伝病で，浸透率が極めて高い（ほぼ100％）疾患について，その家族歴をもつ健常者を対象に発症前に遺伝子検査を行うこと．ただし，正確な発症年齢や病状の重症度などは予測できない場合が多い（易罹患性検査の項を参照のこと）．

ハプロタイプ
　相同染色体の片方に隣接して局在する一連のアレル型．近接したアレル型は連鎖することが多い（連鎖不平衡）．

母体血清マーカー検査
　妊婦血清中のαフェトプロテイン，フリーβヒト絨毛性ゴナドトロピン（あるいはトータルヒト絨毛性ゴナドトロピン），非抱合型エストリオールなどを測定し，それらの測定結果と採血時の正確な妊娠週数を基にして，胎児が21トリソミーや18トリソミーなどに罹患している確率を算出する検査である．ただし，確定診断を行うためには出生前染色体検査が必要である．

遺伝医学関連学会合同倫理委員会構成員（五十音順）

荒木　勤	日本医科大学医学部産婦人科学
位田隆一	京都大学大学院法学研究科
上田國寛	京都大学化学研究所
衛藤義勝	東京慈恵会医科大学小児科学
大澤真木子	東京女子医科大学医学部小児科学
小野正恵	東京逓信病院
黒木良和	神奈川県立こども医療センター
小杉眞司	京都大学医学部附属病院遺伝子診療部
佐藤孝道	聖路加国際病院
菅野純夫	東京大学医科学研究所
鈴森　薫	名古屋市立大学大学院 生殖・遺伝学
玉井真理子	信州大学医学部保健学科
恒松由記子	国立成育医療センター
成澤邦明	東北大学名誉教授
新川詔夫	長崎大学医学部附属原爆後障害医療研究施設
野澤志朗	慶応義塾大学医学部産婦人科学
福嶋義光	信州大学医学部社会予防医学
前川真人	浜松医科大学臨床検査医学
松田一郎	熊本大学名誉教授
三輪史朗	冲中記念成人病研究所
Darryl Macer	Eubios Ethics Institute

作業部会構成員（五十音順）

位田隆一	京都大学大学院法学研究科
小野正恵	東京逓信病院
玉井真理子	信州大学医学部保健学科
恒松由記子	国立成育医療センター
福嶋義光	信州大学医学部社会予防医学
松田一郎	熊本大学名誉教授

索引

◆ キーワード INDEX

◆ 英数字

13 トリソミー ……………………… 036
18 トリソミー ……………………… 042
ACCE ……………………………… 099
EBM ……………………………… 129
GeneReviews …………………… 131
GeneTests ……………………… 131
genetopia ……………………… 130
GKP ……………………………… 170
HFEA ……………………………… 168
HGC ……………………………… 169
NT（nuchal translucency）…… 115
OMIM ……………………………… 131
UK バイオバンク ………………… 167
Wrongful Birth 訴訟 …………… 084
X 連鎖 …………………………… 051

◆ ア行

医師患者関係 …………………… 152
遺伝 ……………………………… 011
遺伝医学的情報 ………………… 128
遺伝医療情報 …………………… 128
遺伝カウンセリング
 ……………… 016, 092, 111, 123, 180
遺伝学 …………………………… 011
遺伝学的検査 …………………… 099
遺伝学的検査に関するガイドライン ……
 ………………………… 056, 121
遺伝学的検査の有用性 ………… 014
遺伝看護 ………………………… 111
遺伝子検査 ……………………… 099
遺伝子差別 ……………………… 186
遺伝子至上主義 ………………… 012
遺伝子診断 ……………………… 177

遺伝疾患 ………………………… 100
遺伝子例外主義 ………………… 159
遺伝性疾患 ……………………… 112
遺伝性神経難病 ………………… 071
遺伝性腫瘍 ……………………… 061
遺伝性脊髄小脳変性症 ………… 074
いでんネット …………………… 130
遺伝病 …………………………… 011
易罹患性診断 …………………… 102
インターネット ………………… 128
ウェブサイト …………………… 128
ウェルカム財団 ………………… 172

◆ カ行

ガイドライン ……………… 015, 181
確定診断 ………………………… 100
家族性腫瘍 ……………………… 061
家族の自律性 …………………… 154
癌 ………………………………… 062
筋緊張性ジストロフィー ……… 071
刑事訴訟法 ……………………… 179
血管型エーラス・ダンロス症候群 … 090
幸福追求権 ……………………… 026
高齢妊娠 ………………………… 081
個人情報保護 …………………… 055

◆ サ行

差別 ……………………………… 021
自己情報コントロール権 ……… 155
疾患の重篤性 …………………… 081
重篤な疾患 ……………………… 054
出生前診断 …… 054, 071, 080, 103, 115, 166
守秘義務 ………………………… 156
知らない（まま）でいる権利 …… 021, 147

自律	020	発症前診断	054, 071, 102
知る権利	021, 147	パブリック・コンサルテーション	169
神経疾患	142	非指示性	022
神経線維腫症1型	092, 112	ヒト遺伝子解析	125
親族に対する遺伝情報の提供	055	ヒトゲノムプロジェクト	121
生殖細胞系列変異	011, 099	ヒポクラテスの宣誓	150
セイファー判決	153	表現促進現象	054
全国遺伝子医療部門連絡会議	017	プライバシー	022, 152
染色体異常症	037, 119	ペイト判決	151
染色体検査	038, 099	ヘルシンキ宣言	122
選択の自由	027	保因者	051
先天異常症	036	保因者診断	052, 102
		母系遺伝	053
		母体保護法	083
		ポリグルタミン病	076

◆ タ行

ターナー症候群	037
体細胞変異	011, 099
多因子疾患のリスク判定	013
ダウン症候群（21トリソミー）	042
堕胎	081
ダナ・センター	173
単一遺伝子疾患	089
着床前診断	085, 166, 178
中央診療部門	096
データベース	129
共に生きる	060
トリプレットリピート病	072

◆ マ行

ミトコンドリア	053
モロイ判決	156

◆ ヤ行

優生学（優生思想）	024
羊水検査	080, 115
羊水染色体検査	047

◆ ナ行

人間の尊厳	182
認定遺伝カウンセラー	016

◆ ラ行

臨床遺伝専門医	016
倫理	020
倫理観	083
倫理指針	122
倫理審査	122

◆ ハ行

胚保護法	178
発症前遺伝子診断	142

メディカル ドゥの書籍　好評発売中

- 遺伝子医学MOOK 1号　残り僅か
  「再生医療へのブレイクスルー」
  定価：5,250円（本体5,000円＋税）、送料別

- 遺伝子医学MOOK 2号
  「疾患プロテオミクスの最前線」
  定価：6,000円（本体5,714円＋税）、送料別

- 遺伝子医学MOOK 3号
  「糖鎖と病気」
  定価：5,250円（本体5,000円＋税）、送料別

- 遺伝子医学MOOK 4号
  「RNAと創薬」
  定価：5,250円（本体5,000円＋税）、送料別

- 遺伝子医学MOOK 5号
  「ウイルスを用いない遺伝子導入法の材料、技術、方法論の新たな展開」
  定価：5,250円（本体5,000円＋税）、送料別

- 遺伝子医学MOOK 6号　最新号
  「シグナル伝達病を知る」
  定価：5,250円（本体5,000円＋税）、送料別

「遺伝子医学」1〜25号（※11号は絶版）も併せて発売中！
詳しくはホームページをご覧ください。

発行・直接のご注文は
株式会社 メディカル ドゥ

TEL.06-6441-2231　FAX.06-6441-3227
E-mail　home@medicaldo.co.jp
URL　http://www.medicaldo.co.jp

メディカル ドゥの書籍

遺伝子医学 MOOK 別冊／遺伝子医学別冊

好評発売中

遺伝子医学 MOOK 別冊

2007年春発行予定

ヒトを中心とした **生理活性ペプチドハンドブック 2007**

予価：6,300 円（本体 6,000 円＋税） ※予約ご注文承り中（送料無料）

遺伝子医学 MOOK 別冊

バイオ・創薬・化粧品・食品開発をサポートする

バイオ・創薬 アウトソーシング企業ガイド 2006-07

定価：3,700 円（本体 3,524 円＋税）、送料別

遺伝子医学 MOOK 別冊／分子生物学実験シリーズ

図・写真で観る タンパク構造・機能解析実験実践ガイド

定価：4,500 円（本体 4,286 円＋税）、送料別

遺伝子医学別冊／生物医学研究・先進医療のための最先端テクノロジー

ドラッグデリバリーシステム、DDS 技術の新たな展開とその活用法

定価：4,200 円（本体 4,000 円＋税）、送料別

遺伝子医学別冊／遺伝子医学の入門書

これだけは知っておきたい遺伝子医学の基礎知識

定価：3,990 円（本体 3,800 円＋税）、送料別

遺伝子医学別冊／分子生物学実験シリーズ

残り僅か

図・写真で観る 発生・再生実験マニュアル

定価：3,990 円（本体 3,800 円＋税）、送料別

発行・直接のご注文は
株式会社 メディカル ドゥ

TEL.06-6441-2231　FAX.06-6441-3227
E-mail　home@medicaldo.co.jp
URL　http://www.medicaldo.co.jp

監修者／編集者プロフィール

監修：福嶋　義光（ふくしま　よしみつ）

1977 年	北海道大学医学部卒業
	北海道大学医学部小児科学教室入局
1981 年	神奈川県立こども医療センター遺伝科 医員
1985 年	埼玉県立小児医療センター遺伝科 医長
1986 年	米国ニューヨーク州立ロズウェルパーク記念研究所人類遺伝部留学
	（ヒト遺伝子マッピングの研究）
1988 年	埼玉県立小児医療センター遺伝科 医長に復職
1995 年	信州大学医学部衛生学講座 教授
2000 年	信州大学医学部附属病院遺伝子診療部 部長（兼任）
2002 年	信州大学医学部社会予防医学講座遺伝医学分野（講座名変更）教授

編集：玉井　真理子（たまい　まりこ）

1991 年	東北大学大学院教育学研究科博士後期課程単位取得退学
1996 年	信州大学医療技術短期大学部 講師
1998 年	同学部 助教授
2002 年	信州大学医学部保健学科 助教授

遺伝医療と倫理・法・社会

定　価：3,400 円（本体 3,238 円＋税）

2007 年 2 月 20 日　第 1 版 第 1 刷発行

監　修　福嶋　義光
編　集　玉井　真理子
発行人　大上　均
発行所　株式会社 メディカル ドゥ

〒 550-0004
大阪市西区靭本町 1-6-6 大阪華東ビル
TEL. 06-6441-2231 ／ FAX. 06-6441-3227
E-mail：home@medicaldo.co.jp
URL：http://www.medicaldo.co.jp
振替口座　00990-2-104175
印刷　北東工業株式会社

© MEDICAL DO CO., LTD. 2007　Printed in Japan

- 本書の複製権・翻訳権・上映権・譲渡権・公衆送信権（送信可能化権を含む）は株式会社メディカルドゥが保有します。
- **JCLS** ㈱日本著作出版権管理システム委託出版物
本書の無断複写は著作権法上での例外を除き禁じられています。複写される場合は，そのつど事前に，㈱日本著作出版権管理システム（電話 03-3817-5670, FAX 03-3815-8199）の許諾を得てください。

ISBN978-4-944157-90-7